Beleza
levada
a sério

Dra. Denise Steiner

4ª edição

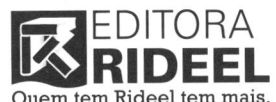

EXPEDIENTE

Presidente e editor	Italo Amadio
Editor-assistente	Roberto F. Amadio
Coordenadora de produção editorial	Katia F. Amadio
Colaboradores	Ana Paula Moraes Silvestre (médica), Antônio Carlos Madeira Arruda (médico), Carolina Meyer Corsini (médica), Carolina Reato Marçon (dermatologista), Cíntia Maria de Andrade (médica), Domingos Matheus Martins Filho (médico), Édric Rabelo Brianezi (médico), Eduardo Kanashiro (médico), Eliane Del Bosco Rodrigues (esteticista), Fabíola Lucca Perfeito (médica), José Antonio Jabour da Cunha (dermatologista), Liliam Abukater Arkie (nutricionista), Luciana Pavarini de Oliveira (médica), Mara Solange Carvalho Diegoli (médica ginecologista), Marcelo Luis Steiner (médico), Marcos Fábio de Moura Schmidt (professor de Educação Física), Mariana Del Bosco Rodrigues (nutricionista), Mirella Brito Moraes (médica), Rogério Bonassi Machado (médico ginecologista), Tatiana Aline Steiner (médica), Tatiana Jerez Jaime (dermatologista), Thiago Vinicius Ribeiro Cunha (dermatologista), Valcinir Bedin (médico).
Projeto editorial	Marco Polo Henriques
Assistente editorial	Edna Emiko Nomura
Projeto gráfico	Jairo Souza
Pesquisa iconográfica	Equipe Rideel
Fotos	Photodisc
	Corel Professional Photos
Ilustrações	Fabiana Fernandes
Diagramação	Cia. Editorial
Preparação	Silvia Sampaio
Revisão	Ivani Aparecida Martins Cazarim
	Equipe Rideel

Dados Internacionais de Catalogação na Publicação (CIP)
(Câmara Brasileira do Livro, SP, Brasil)

Steiner, Denise

Beleza levada a sério / Denise Steiner. -- 4. ed. — São Paulo: Rideel, 2012.

Bibliografia

1. Beleza - cuidados 2. Beleza feminina (Estética) 3. Mulheres - conduta de vida 4. Mulheres - psicologia I. Título.

12-0457   CDD-646.70082

Índices para catálogo sistemático:
1. Beleza : Mulheres : Cuidados

ISBN 978-85-339-2409-3

© Copyright - Todos os direitos reservados à

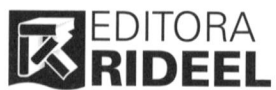
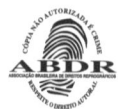

Av. Casa Verde, 455 – Casa Verde
CEP 02519-000 – São Paulo – SP
e-mail: sac@rideel.com.br
www.editorarideel.com.br

Proibida a reprodução total ou parcial desta obra, por qualquer meio ou processo, especialmente gráfico, fotográfico, fonográfico, videográfico, internet. Essas proibições aplicam-se também às características de editoração da obra. A violação dos direitos autorais é punível como crime (art. 184 e parágrafos, do Código Penal), com pena de prisão e multa, conjuntamente com busca e apreensão e indenizações diversas (artigos 102, 103, parágrafo único, 104, 105, 106 e 107, incisos I, II e III, da Lei nº 9.610, de 19-2-1998, Lei dos Direitos Autorais).

Agradecimentos

Aos meus pais Edson e Berta pelo exemplo e amor;

Aos meus filhos Tatiana, Marcelo e Gustavo pela solidariedade e compreensão;

Ao meu companheiro Valcinir Bedin por estar a meu lado;

À equipe da Clínica Stöckli, além de outros médicos destacados que participaram colaborando para o engrandecimento deste livro.

Prefácio da Autora

A beleza caminha junto com a saúde

Cada vez mais a aparência tem importância no contexto global da vida de cada indivíduo. Ela irá refletir sua autoestima, capacidade de comunicação, possibilidades no mercado de trabalho e muito mais...

Por outro lado, o bombardeamento da mídia, o sensacionalismo e a falta de ética tornam a abordagem do tema extremamente relevante.

Este livro tem a proposta de apresentar, de maneira simples e objetiva, as principais questões envolvendo a estética e a aparência.

Conhecer a pele, cabelo, unhas, os cuidados que devemos ter com eles, os tratamentos para envelhecimento, suas especificidades e perigos é de extrema importância na vida de qualquer mulher. Questões como tensão pré-menstrual, reposição hormonal, importância do exercício físico e cuidados na gravidez serão contribuições interessantes para os cuidados com a vida.

A leitura do livro poderá ajudar a resolver quem e quando procurar e, principalmente, o que esperar de todas essas técnicas e procedimentos para melhorar a aparência.

O conhecimento com reflexão é sempre o melhor caminho.

Denise Steiner

Sumário

- **Introdução** 7
  A beleza feminina através dos tempos.. 7
- **Capítulo 1 - A beleza da mulher**... 13
  Anatomia e Fisiologia da Pele 15
  Tipos de Pele... 18
  Cuidados com a Pele 20
  Fotoproteção – Proteção em Relação ao Sol 23
  O Papel da Esteticista 26
  Cabelos.. 28
  Unhas.. 39
  Depilação... 43
  Transpiração... 45
- **Capítulo 2 - Sinais do tempo**.. 47
  Tratamentos para o Rosto 49
  Peeling 53
  Preenchimentos 58
  Toxina Botulínica – Mitos e Verdades 61
  Tratamentos com *Laser* 64
- **Capítulo 3 - Perigos para a pele**.. 69
  Acne.. 71
  Manchas... 77
  Pintas e Marcas na Pele: Quando se Preocupar? 81
  Câncer de Pele... 82
- **Capítulo 4 - Você de bem com seu corpo** 83
  Obesidade 85
  Como Cuidar dos Seios.. 89
  Celulite.. 91
  Estrias 98
  Mãos e Pés... 100
- **Capítulo 5 - Cuidados especiais com a beleza e a saúde** 103
  Nutrição e Dieta 105
  A Importância da Atividade Física 111
  Tensão Pré-menstrual.. 113
  Terapêutica de Reposição Hormonal....................................... 115
  Cirurgia Plástica... 118
  Os Cuidados com a Pele durante a Gravidez 125

Introdução
A beleza feminina através dos tempos

Carla Reis Longhi – Historiadora

Beleza: palavra, condição ou ato tão fundamental no universo feminino que é quase identificado com a própria ideia de ser mulher. A preocupação com esse universo sempre esteve presente na vida de toda mulher, variando, apenas, o conceito de beleza e os seus rituais. Estes, certamente, estavam relacionados às crenças, aos conhecimentos e práticas de cada época, e, de algum modo, representavam a forma como a mulher garantiu sua inserção social.

Imagem e reconhecimento social, saúde, higiene e autoestima. Essas são as ideias que circundam o referencial de beleza e cada aspecto recebe um peso e um significado distinto, conforme a época vivida, os recursos existentes, o pensamento predominante. Nesse sentido e como curiosidade, ou até uma forma de distanciamento de nossos próprios padrões, gostaria de percorrer cenários distantes, buscando identificar as diferentes práticas femininas. Nesse universo, o espelho, que poderia ser mais um objeto dentre tantos componentes relacionados à vaidade, tornou-se, ao longo dos séculos, um fiel companheiro, a busca do reflexo de sua própria identidade, a percepção do desejado ou indesejado.

Se entrássemos nos aposentos de uma egípcia do período antigo, observaríamos sob o mobiliário vários artigos essenciais à higiene e beleza feminina. De certo modo, no Egito Antigo, essas duas ideias estavam imbricadas na busca da imortalidade do corpo e da alma. Assim, lá estava ele: um espelho de cobre ou de bronze, uma pinça, espátulas acompanhadas de tintas à base de minério de cobre e chumbo para a pintura dos olhos, colheres para passar os unguentos, tintas à base de óxido de ferro fazendo, às vezes, de nosso batom... Essas mulheres banhavam-se várias vezes ao dia, possuindo em suas casas amplas salas de banho; em seguida, preparavam seus cabelos, suas unhas e abusavam de grande quantidade de cosméticos: depilavam-se, revigoravam suas peles com unguentos especialmente preparados e maquiavam-se cotidianamente. Costumavam raspar suas cabeças e usar perucas em eventos sociais, e aquelas que não o faziam buscavam produtos para combater a calvície e os cabelos grisalhos.

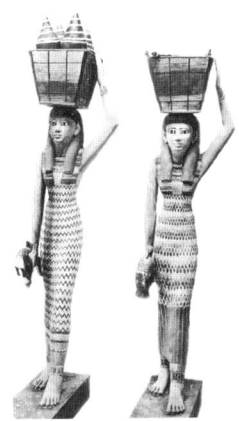

Todos cuidavam da apresentação e bem-estar dessas mulheres, que tinham liberdade de circular em espaços públicos e privados, demonstrando sua beleza com orgulho. Contudo, esses cuidados tinham conotações diferentes das dos dias de hoje. O uso de unguentos e óleos no corpo, bem como as tinturas para os olhos e o ato de raspar os cabelos relacionavam-se à higiene e à própria proteção da pele contra o calor excessivo e insetos incômodos; os banhos eram cotidianos, garantindo a sensação de frescor e pureza, sen-

Beleza levada a sério

do esta uma prática necessária, também, no universo masculino, já que seus sacerdotes comprovavam seu estado de pureza por meio do banho, depilando o corpo e raspando a cabeça. Assim, esses rituais associavam-se à higiene, ao bem-estar, à preocupação com a aparência e, fundamentalmente, à religiosidade no Egito Antigo. Havia a crença na vida eterna, e esta poderia ser conquistada no julgamento orquestrado pelos deuses, momento em que se avaliava a pureza da alma. Mas uma alma pura de nada valeria se não tivesse um corpo preservado, cuidado. A religiosidade egípcia, portanto, incentivava o cuidado com a aparência, possibilitando o desenvolvimento de uma vasta produção na área da cosmética.

O espelho no mundo romano aumentou em tamanho, garantindo à mulher visualizar todo o corpo. Ele acabou por representar metaforicamente a busca de espaço social efetuada por essa mulher. Diferentemente da mulher egípcia, que já possuía seu lugar social, a romana o conquistou. Os próprios romanos associavam essas proporções à condição feminina: *"... que os enfeites eram finalmente para elas a única maneira de se manifestar, pois sua exclusão de cargos importantes 'parece aconselhá-las a voltar todos os seus pensamentos para o cuidado com sua toalete'"*.[1] Notamos que a mulher romana não tinha acesso à participação política, mas possuía uma autonomia grande comparada à de mulheres de outras regiões ou mesmo em relação às mulheres romanas do início da República. Estas ainda estavam vinculadas à imagem da "matrona", voltada exclusivamente à vida familiar, aos cuidados com os filhos. Com o tempo, ganharam direitos legais, como o direito ao divórcio e a possibilidade de frequentar os espaços públicos.

Essa condição elevava a preocupação com a aparência para além de uma questão de higiene ou de bem-estar, significando uma forma de inserção social. Seu cômodo transformava-se em um verdadeiro laboratório. Tal qual a mulher egípcia, a nossa romana procurava reproduzir os padrões estéticos de seu tempo. Assim: *"... era preciso branquear a pele com várias pinturas: um linimento extraído de excrementos de crocodilo dava o melhor efeito, ou então um resíduo de chumbo preparado em pasta, procedente de Rodes. Porém, esta última pintura tinha o inconveniente de derreter se exposta ao sol. O giz diluído num ácido não temia o sol, mas dissolvia-se com a chuva"*.[2] Para realçar as sobrancelhas, usava-se carvão ou aplicava-se, com a ponta de uma agulha, uma pasta feita à base de ovos de formiga.

Os cuidados com o bem-estar e a aparência também eram cotidianos, utilizando-se um pó adstringente para o suor e uma pomada para a depilação. Esta poderia ser feita à base de sangue de morcego ou cinzas de porco-espinho. Além disso, tratavam-se as espinhas e as manchas da pele com uma pasta à base de farinha e evitavam-se as rachaduras dos lábios utilizando-se a gordura de ganso.

Contudo, o aspecto mais interessante em relação à mulher romana era sua preocupação com o envelhecimento. *"Um pouco de ruge tirado da espuma do*

---

[1] ROBERT, Jean-Noel. *Os Prazeres em Roma*. São Paulo, Martins Fontes, 1995, p.194.
[2] IDEM, Ibidem, p.195.

salitre vermelho e vermelhão permitia recuperar o viço da juventude. (...) uma pomada de pasta de favas esticava a pele e apagava as rugas. (...).

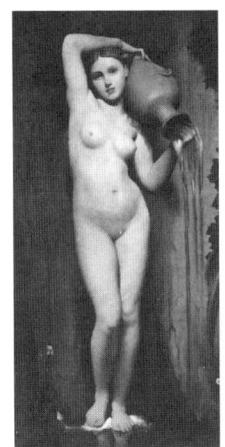

Porém, esses preparativos não bastam para conservar o frescor da pele, à noite é preciso aplicar uma camada de pasta composta de flor de farinha (é isso mesmo?) ou de migalhas de pão diluídas. Pode-se também secar ovos e farinha de cevada e pulverizá-los no moinho; a isso se acrescenta galhada viva de cervo tombada na primavera, borra de vinho, bulbos de narcisos pilados, farinha de frumento, mel... E o cataplasma está pronto".[3]

Notamos que o poder de sedução da mulher romana estava diretamente vinculado aos cuidados dedicados ao seu corpo. Estes se traduziam nos referenciais de beleza reconhecidos na época e garantiam e eram garantidos pelo espaço social conquistado por essa mulher.

Os cosméticos e objetos relacionados aos cuidados com a beleza nos indicam o papel estabelecido por essas mulheres. Em plena Idade Média, teríamos dificuldade em encontrá-los. O quarto de uma mulher rica teria, com certeza, uma lareira para garantir seu bem-estar e sobrevivência em lugares e tempos gelados; teria, ainda, um baú, uma cama com dossel e uma tina para os banhos pouco frequentes. O leitor certamente sentiu falta da referência ao espelho... Mas estes não eram comuns, pois possibilitavam a construção de uma exterioridade, de uma identidade social que não era permitida.

"Ao bom e ao mau cavalo, a espora; à boa e à má mulher, um senhor, e por vezes, um bastão".[4] Este provérbio florentino do século XIV nos indica o pensamento reinante sobre a mulher, calcado num forte sentimento religioso cristão que tratava o corpo e o sexo femininos como perigosas armas que deveriam ser duramente controladas e castigadas. Para o pensamento cristão, o cuidado com o corpo, a preocupação com as roupas ou penteado indicavam uma tentativa de exterioridade que deveria ser reprimida; uma mulher que quisesse evitar seu envelhecimento, utilizando cosméticos com essa função, estaria tentando modificar a imagem dada por Deus. Essa mulher deveria mostrar-se recatada e submissa, e isso só seria conseguido por meio do controle de seu corpo e repressão à sua beleza física. Controlar significa proibir o cuidado com o corpo, o desejo e a sedução; assim, são poucos os objetos vinculados à exposição que circulavam na Europa Medieval. Nesse sentido, a beleza feminina estava associada à castidade, ao isolamento e ao cumprimento de suas funções maternais.

---

[3] IDEM, Ibidem, p.195.
[4] DUBY, Georges et PERROT, Michelle. *História das Mulheres - A Idade Média*. São Paulo, Ebradil, 1990, p.27.

Beleza levada a sério

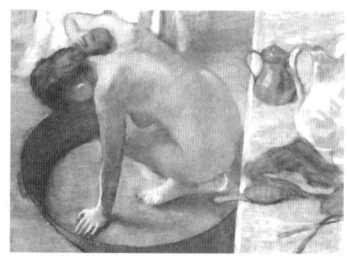

A valorização do vestuário, dos ornamentos e, consequentemente, dos cuidados com o corpo foi sendo reintroduzida no mundo europeu a partir do Renascimento. À mercê dos ensinamentos cristãos anteriormente indicados, a época moderna trouxe a circulação da moeda, o enriquecimento econômico e a oferta de diferentes produtos vindos de regiões distantes. Houve a formação de um novo grupo social vinculado a essas atividades: os burgueses, e, com eles, uma nova dinâmica social. Em contraponto a estes, a nobreza, grupo constituído pela tradição de um nome e dominante por séculos, distante das atividades manuais e comerciais, buscou uma nova forma de demonstrar sua superioridade e valores. O caminho encontrado foi uma intensa busca por luxo, ostentação e rituais de participação social como forma de definição de sua diferenciação e *status.*

Ao mesmo tempo, prevaleceu o recato moral. Além da doutrina cristã católica, nasceram nessa época as igrejas protestantes, que também impuseram procedimentos de conduta; entre estes, os calvinistas seriam os mais radicais, condenando, inclusive, o exagero das cores e tecidos nas vestimentas de seus fiéis. Ostentação e recato. Sob esses limites tênues e díspares atuaram as mulheres dessa época.

A concepção de higiene e beleza modificou-se em relação ao período anterior, mas não foi orquestrada pelas mulheres; o que deu o tom de qualquer ação em relação à estética da época foi, por um lado, uma forte demonstração de moralidade difundida pela manutenção da fé cristã, católica e protestante, acompanhada dos temores causados pela peste negra do século precedente e, por outro, a busca pela distinção social definida pela nobreza.

O primeiro aspecto amplamente modificado foi o desuso da água para a higiene. As pessoas daquela época temiam a proliferação das pestes dos séculos anteriores, em especial a peste bubônica, tão avassaladora, e passaram a evitar o uso da água, considerando-a um importante veículo de proliferação. Essa nova concepção afetou definitivamente o cuidado e entendimento sobre o corpo, pois surgiram, como colocado por Georges Vigarello, *"... os medos de uma fraqueza dos invólucros corporais. Trata-se de denunciar a porosidade da pele – como se inúmeras aberturas se tornassem possíveis, as superfícies sendo frágeis e as fronteiras duvidosas. Além da simples recusa das contiguidades, impõe-se uma imagem muito específica do corpo: o calor e a água apenas engendrariam fissuras, e à peste, enfim, bastaria introduzir-se por elas".*[5]

Essa nova concepção compactuava com as restrições católicas aos banhos públicos, identificados com atividades de prostituição. Dessa forma, na busca da morali-

---

[5] VIGARELLO, Georges. *O Limpo e o Sujo.* São Paulo, Martins Fontes, 1996.

zação coletiva, baseados na preservação da saúde, a modernidade condenou a água e, logo, o banho, que só voltaria a ser utilizado no século XVIII.

Esses homens buscaram formas de higienização a seco, evitando, como visto, o contato com o calor e com a água. Fomentou-se a produção de pós para cabelos e corpo, e as pessoas passaram a identificar o branqueamento da pele e dos cabelos com limpeza, e mais, com riqueza, pois eram poucas as pessoas que podiam adquirir esses produtos. Para o tratamento dos cabelos, passavam pó de arroz à noite e, na manhã seguinte, tiravam-no esfregando uma toalha seca e passando um pente. Cabelos escuros e oleosos eram malvistos. Assim, todos que podiam passaram a recorrer às perucas brancas e ao uso de pós faciais, pois, quanto mais branca estivesse a pele do rosto e do colo, maior seria a identificação com a ideia de limpeza, beleza e riqueza. O branco prevaleceu, também, nas roupas íntimas, que tinham contato com o corpo; precisavam reluzir para demonstrar higiene e eram trocadas cotidianamente. O perfume era visto como um desinfetante seguro, além de agradável, ocorrendo enorme proliferação e valorização de seu uso.

Uma outra grande mudança em relação aos padrões estéticos referia-se à nova valorização de mulheres corpulentas, com grandes ancas e seios abundantes, em oposição à magreza das mulheres medievais. Tratava-se de uma época com grande circulação comercial, introduzindo boa diversidade de produtos. Os alimentos com muita gordura, como a manteiga e os doces, dada a introdução do uso do açúcar, passaram a ser preferidos nas refeições. Não podemos saber se a mudança de hábitos alimentares condicionou a valorização de formas roliças e cheias, ou justamente esta valorização precedeu um novo costume alimentar. Seja como for, o novo padrão distanciava-se dos valores medievais de magreza e contenção.

A beleza feminina é retratada em pinturas diversas, apresentando-a em família, no trabalho, em autorretratos e na valorização do nu. Várias são as pinturas que apresentam as mulheres defronte de seus espelhos. Espelhos de todos os tamanhos e formas, inclusive pequeninos amarrados à saia para a observação imediata. Sua exteriorização era não só permitida como também apreciada. Essa liberalização estava associada, por um lado, ao fortalecimento do *status* familiar, pois mais respeitada e valorizada seria a família nobre que mais tivesse mulheres belas e bem-tratadas; daí a necessidade de apresentar-se sempre mais produzida, conforme os valores da época.

Por outro lado, as mulheres começaram a criar dissidências nesse discurso social. Algumas subverteram os costumes sem romper a ordem, outras a enfrentaram e precisaram responder à sua infração. Essas distinções dependeram principalmente da condição social à qual estava atrelada cada mulher. Em função disso, notamos uma delicada presença de mulheres em espaços públicos, com pequenas inserções na política e nas rodas literárias, como jornalistas e até como agitadoras. Novamente, a riqueza era o condicionante para a inserção social.

O século XIX irrompeu como o século libertário, e sua continuidade no século seguinte trouxe referenciais novos, como a ideia de indivíduo, de democracia e, consequentemente, de direitos individuais. Estes não são pensados para as mulhe-

Beleza levada a sério

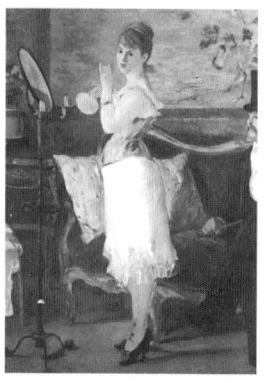

res, mas no desenrolar desses movimentos criou-se uma fenda definitiva: a ideia de ruptura e, com ela, surgem novas condições de vida para a mulher.

Inicialmente, prevalecem as formas opulentas e o referencial de brancura, apesar de passar a ser desvalorizada a palidez. As madeixas deveriam ser longas e cheias de cachos, e o reinado era o das águas-de-colônia. Dois fortes discursos circundavam as mulheres: por um lado, a busca dos direitos civis, a crença na autonomia do sujeito e, por outro, o discurso masculino sobre as mulheres, que enaltecia a mulher que se anulava por seus filhos e sua família, sedimentando a antiga concepção do papel da mulher: casamento e reprodução. O conflito entre essas duas ideias seria longo.

Os referenciais de higiene começaram a sofrer transformações. O banho voltou a significar higiene, mas a falta de água corrente e o pudor na longa exposição do corpo tornaram lenta e gradativa a disseminação desse hábito. As mulheres de classe abastada podiam ter grandes banheiros, compostos de banheira e chuveiro, que eram novidades lançadas pelos ingleses. Por higiene passou-se a entender, também, a prática de exercícios físicos, mas esse referencial entrou em choque com a manutenção da brancura da pele. Essas modificações favoreceram a descoberta dos banhos de mar, ato crucial para a busca da liberação do corpo.

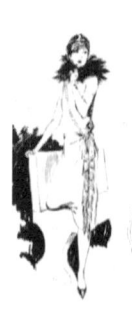

Trata-se de uma época em que a identidade feminina relacionou-se com a conquista de direitos, de circulação no espaço público, de controle do próprio corpo, por meio dos métodos contraceptivos e da separação das ideias de sexo e nascimento. Houve o choque entre esse novo referencial de beleza e o antigo, já discutido e apregoado pelos homens. Este foi um momento fundamental para a passagem desta mulher aos séculos seguintes. A busca pela autonomia no controle do próprio corpo e no controle do discurso sobre o corpo feminino, aliada aos avanços tecnológicos empreendidos durante todo o século XX, abriu caminho para um conhecimento e um cuidado sobre o próprio corpo mais minucioso, redimensionando as ideias de saúde, bem-estar, autoestima e juventude à ideia de beleza.

Os capítulos que compõem este livro versam sobre essa beleza feminina, buscando tratá-la em toda sua diversidade e profundidade.

A beleza da mulher

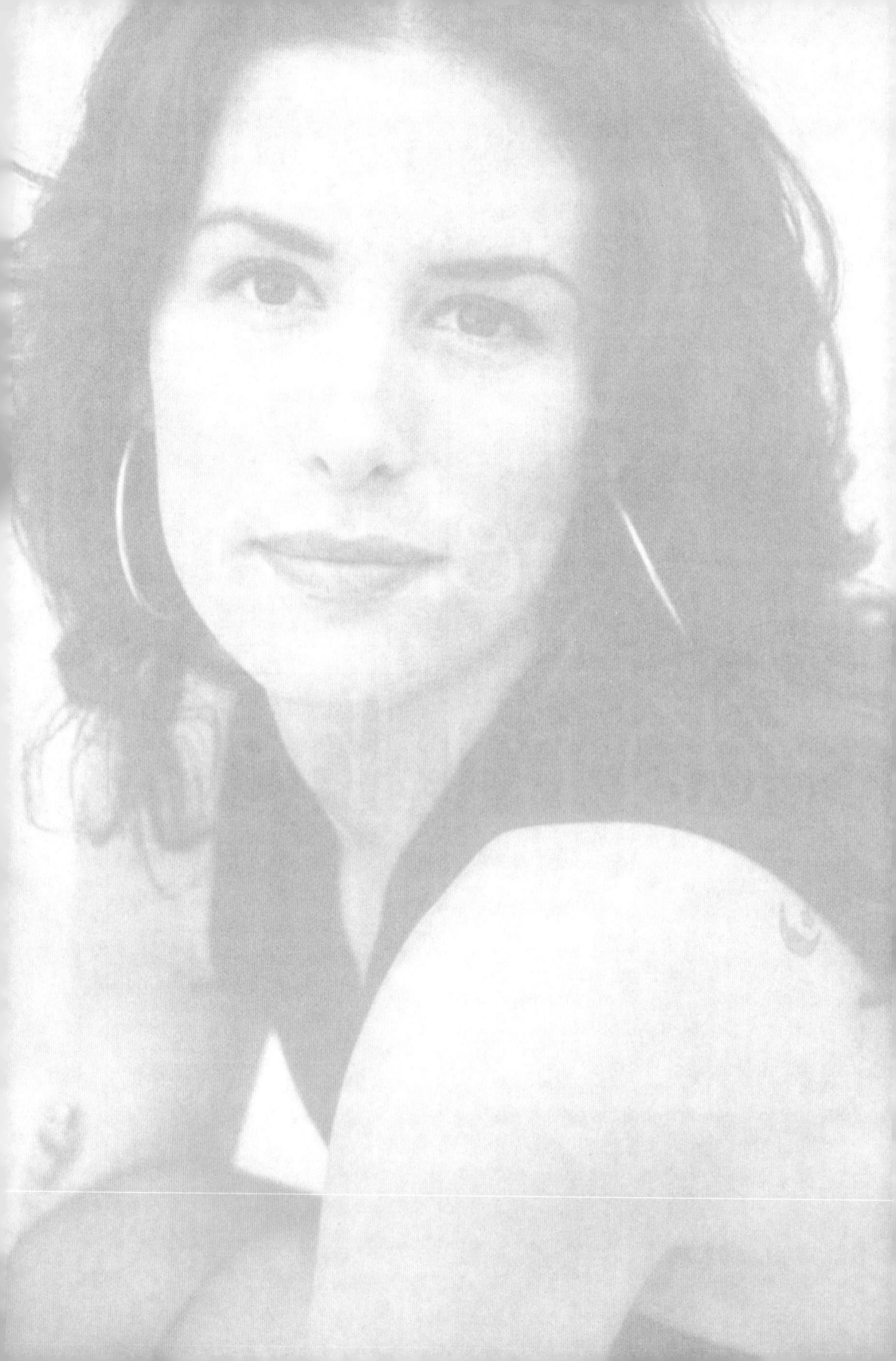

Anatomia e Fisiologia da Pele

- O que é pele?
- Para que serve a pele?
- A pele é composta por quais partes?

A pele é o maior órgão do corpo humano, responsável pela interação com o meio ambiente e proteção global do indivíduo. Através dela, sentimos carinho, expressamos emoções e evidenciamos doenças dos mais variados tipos. Além disso, a pele é responsável pela aparência, tão importante na sociedade, e denota sinais de envelhecimento.

A pele tem três camadas distintas, cada qual com funções e estruturas determinadas.

Epiderme

A epiderme é composta por células empilhadas, chamadas queratinócitos, responsáveis pela produção de queratina, que é uma proteína importante para a proteção cutânea.

As células da camada mais profunda da epiderme são as chamadas células-mãe (germinativas) e produzem novas células, enquanto as mais velhas vão sendo empurradas para cima, ficando mais achatadas até formarem uma camada de células mortas. O achatamento dessas células acontece devido à pressão atmosférica, que empurra a pele para baixo.

A última parte da epiderme (mais externa) é a camada córnea, uma capa morta que vai se despregando suave e continuamente. Quando a pele sofre uma agressão violenta, como uma queimadura, muitas células morrem precocemente e são eliminadas em forma de escamas córneas. Po-

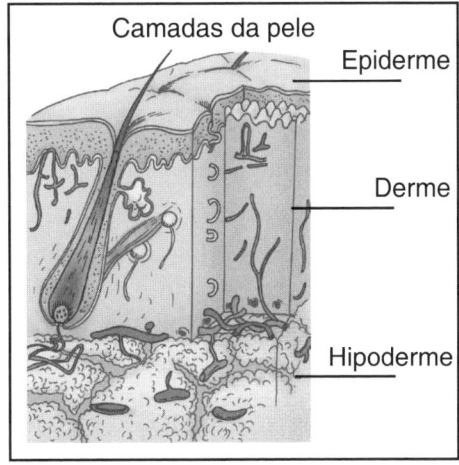

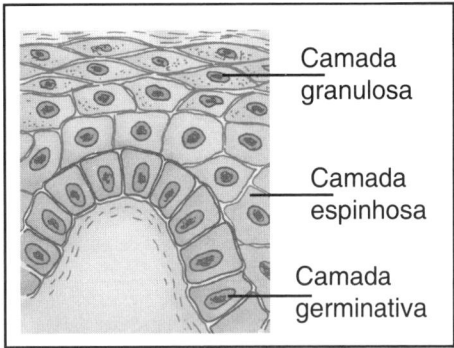

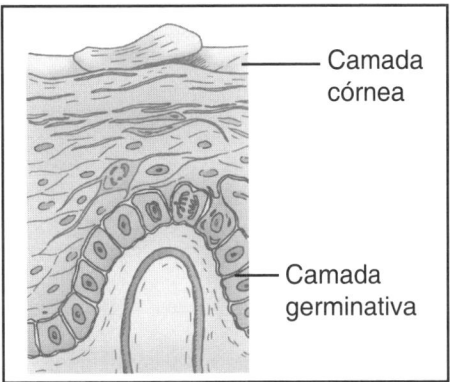

Beleza levada a sério

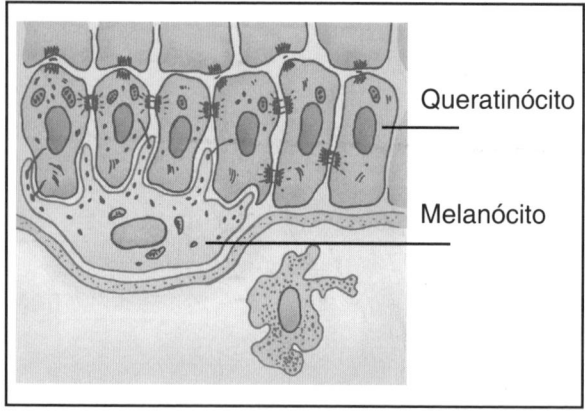

pularmente, este é o "descascado" a que estamos sujeitos após uma exposição exagerada ao sol. O calo, que aparece nos pés e dói muito, nada mais é do que a camada córnea engrossada pela pressão constante de sapatos apertados. Nas pessoas idosas, a camada córnea fica mais preguiçosa, e a pele se torna seca e quebradiça.

Na epiderme também encontramos uma célula chamada melanócito, que produz a melanina, pigmento responsável pela cor da pele, dos olhos e cabelos. A melanina é uma espécie de filtro solar natural, porque absorve parte da radiação do sol, evitando queimaduras e câncer de pele. Quanto mais escura a pele de uma pessoa, mais melanina e mais protegida em relação ao sol ela está.

Derme

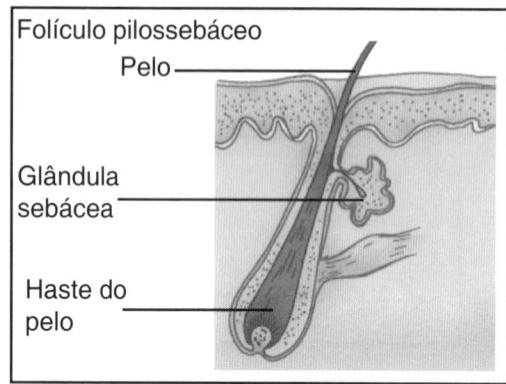

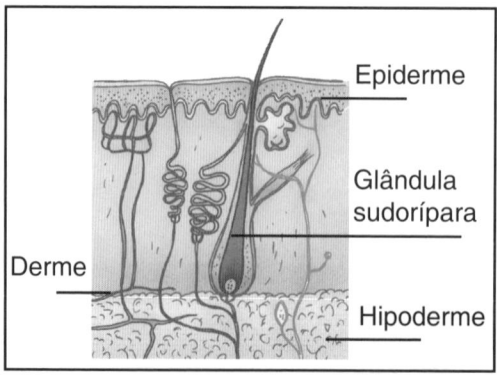

A derme é a parte intermediária da pele e possui várias estruturas funcionais, como:

• **Folículo pilossebáceo:** responsável pela produção do sebo e da haste do cabelo. O pilo é sempre acoplado à glândula sebácea e, apesar de não ter função orgânica, apenas estética, é muito importante. A glândula sebácea produz sebo, que hidrata e protege a pele.

• **Glândula sudorípara:** responsável pela produção de suor, que mantém a temperatura da pele.

A glândula sudorípara produz suor e o elimina pelo óstio folicular, que é um orifício na superfície da pele, erroneamente chamado de poro. Existem glândulas que desembocam na superfície cutânea e outras que se acoplam ao folículo piloso.

- **Nervos sensitivos:** responsáveis pela sensibilidade ao calor, frio, dor e pressão. O tato é importante ainda mais para o toque, o carinho e o abraço, que transmitem o aconchego, a proteção e o amor. Muitos estudos mostram a importância desse contato, principalmente para os recém-nascidos. Macacos bebês abandonados por suas mães logo após o nascimento morrem precocemente de tristeza. Crianças recém-nascidas que não são acarinhadas pelas mães apresentam graves deficiências no desenvolvimento motor, no aprendizado e no convívio social.

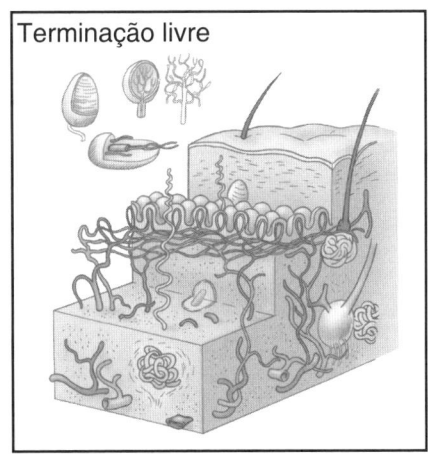

- **Vasos sanguíneos:** responsáveis pela irrigação e nutrição cutânea. São importantes para levar os nutrientes à pele. Eles ajudam a manter a temperatura da cútis, pois dilatam ou contraem, dependendo do calor externo. A pele tem metros e metros de vasos sanguíneos. Quando estamos assustados, por exemplo, ficamos pálidos porque os vasos se contraem e mandam mais sangue ao coração.

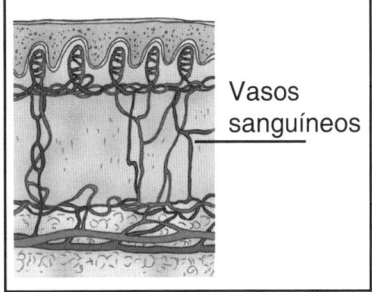

As **fibras** de colágeno e elastina são responsáveis pela tonicidade e elasticidade da pele. Essas fibras são produzidas em grande quantidade, principalmente nos primeiros anos de vida, mas a velocidade de sua produção diminui com o passar dos anos, e a pele vai ficando mole como um elástico muito usado.

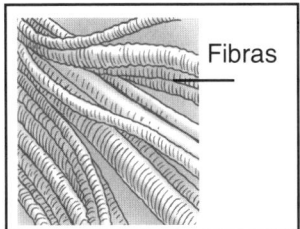

Hipoderme

Localizada logo abaixo da derme, a hipoderme é a camada mais profunda da pele. É formada de milhões de células gordurosas, agrupadas umas às outras e irrigadas por vasos sanguíneos mais calibrosos. A hipoderme ajuda a manter a temperatura do corpo, sendo também uma reserva energética. Quando estamos mais magros, por exemplo, sentimos mais frio e, se ficamos doentes, não temos de onde retirar a energia. A hipoderme também delineia o corpo, sendo responsável pelas formas curvilíneas, mais evidentes nas mulheres.

Tipos de Pele

- Como identificar meu tipo de pele?
- A pele seca envelhece mais?
- Como é a pele sensível?

Vale aqui caracterizar os tipos de pele:

Pele normal – considerada a pele ideal, apresenta espessura mediana, secreção equilibrada, cor tendendo para o róseo, tônus e elasticidade uniformes, superfície lisa e aveludada, brilho normal e poros não perceptíveis.

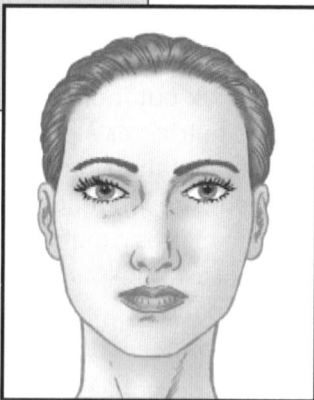

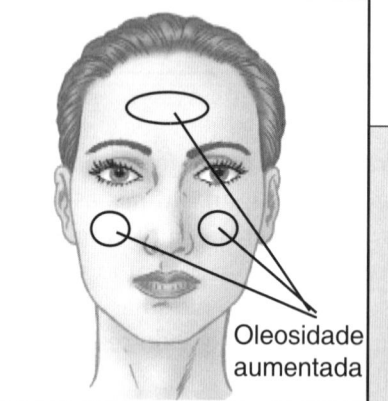

Oleosidade aumentada

Pele oleosa – com espessura aumentada, engrossada e com acentuação dos sulcos de expressão, a pele oleosa se caracteriza pela produção excessiva de óleo, que lhe confere maior brilho e provoca a abertura dos poros, principalmente na zona central (testa, raiz e queixo). Em geral, ela é bem resistente, tolerando melhor as agressões e envelhecendo mais lentamente. Em alguns casos, é desidratada (pouca água), repuxando com facilidade. São mais suscetíveis à seborreia.

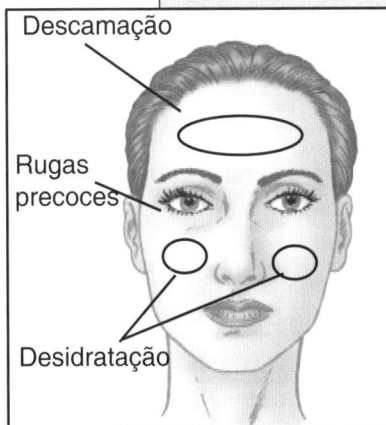

Pele seca – apresenta pouca produção sebácea, é opaca, sem brilho e desidratada. A falta de água da pele seca se intensifica pela falta de óleo, que tem a propriedade de evitar a sua evaporação. Sua espessura é bem fina, os poros diminuídos, o aspecto descamativo. Sendo pouco elástica, a pele seca mostra finas rugas e tendência ao envelhecimento precoce.

Pele mista – é um tipo de pele muito comum. Sua zona central tem características de pele oleosa e as partes laterais, de pele seca.

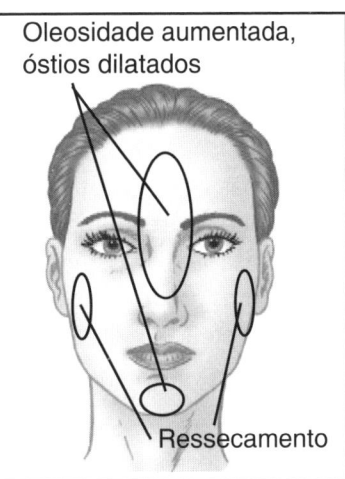

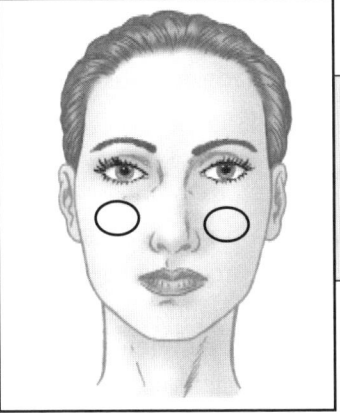

Pele sensível – é fina, seca, avermelhada e sensível. Apresenta em geral vasos dilatados na superfície, que são chamados de telangectasias. A pele sensível reage mais aos cosméticos da pele.

Cuidados Com a Pele

- Qual é o cuidado diário que devemos ter com a pele?
- O que é creme nutritivo?
- O hidratante com filtro solar funciona?

Limpeza

Para manter a pele com aparência saudável, é necessária a limpeza diária, que tem como finalidade remover as células mortas, maquiagem, gordura e impurezas.

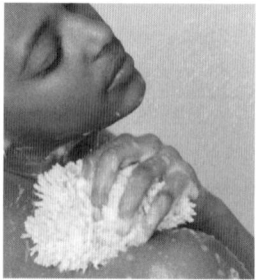

Usar apenas água é ineficaz para a limpeza da pele; é necessário desengordurá-la com um sabonete. No entanto, sabonetes tendem a deixar a pele áspera e seca, sendo preferíveis sabonetes líquidos e cremosos, elaborados com substâncias de baixa irritação cutânea.

A pele elimina permanentemente sebo e gorduras, além do suor, formando uma película hidrolipídica. Esta emulsão é fundamental para a lubrificação, coesão e proteção da pele. Quando as glândulas sebáceas produzem mais sebo do que é necessário, a pele se torna oleosa ou seborreica. As pessoas com esse tipo de pele devem usar produtos capazes de proteger e, ao mesmo tempo, regularizar a produção sebácea. Podem ser utilizados leites ou loções de limpeza sem óleo, géis ou soluções hidroalcoólicas para a higiene diária, devendo ser evitados produtos com excesso de álcool, que acabam aumentando a oleosidade da pele ("efeito rebote").

Pessoas com pele normal ou seca devem preferir leites ou loções de limpeza, produtos estes que ajudam a manter a aparência saudável da pele sem ressecá-la.

A pele deve ser limpa duas vezes ao dia, pela manhã e à noite. A limpeza é importante para a melhor penetração do filtro solar e tratamento antienvelhecimento.

Hidratação

A falta de água (ressecamento) e a diminuição da elasticidade da cútis ocorrem quando a perda de água do extrato córneo é maior que a sua reposição.

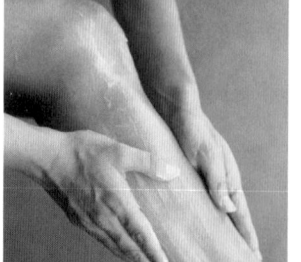

Como já citado anteriormente, a pele possui em sua superfície uma espécie de mistura de sebo e suor, chamada película ou manto hidrolipídico, que tem como função manter o teor adequado de água. Esse manto defende a pele de agressões externas e de infecções por micro-organismos, como fungos e bactérias.

Vários fatores podem fazer com que a pele fique desidratada. As variantes climáticas como o vento, as mudanças bruscas na temperatura e o ar seco favorecem a evaporação da água através da pele, diminuindo seu grau de hidratação. As substâncias químicas como detergentes e solventes orgânicos eliminam a gordura da superfície da pele, fazendo com que ela fique desprotegida e desidratada.

Além disso, com o processo de envelhecimento, o teor de água da pele vai diminuindo. Por isso, é comum ver idosos com a pele ressecada. O fumo e outros poluentes também originam maior perda de água.

Uma pele seca e desidratada fica opaca, áspera, sem elasticidade e com tendência à descamação. Além disso, sua função principal, que é de proteção, fica prejudicada.

Dessa forma, alguns cuidados são de fundamental importância para manter a hidratação da pele: evitar banhos quentes e muito demorados; não utilizar sabonetes alcalinos em excesso; não dispensar um bom hidratante.

Vários são os princípios ativos utilizados em produtos de ação hidratante. Existem as substâncias que realizam uma hidratação ativa da pele, como a ureia, o lactato de amônio, o ácido hialurônico e a hidroxiprolina. Já os agentes de oclusão impedem a perda de água através da pele. São ativos de ação oclusiva os óleos vegetais (abacate, macadâmia, maracujá, malaleuca, prímula, uva, manteiga de karité), lanolina, silicones, vaselinas, ceramidas, entre outros. Os alfa-hidroxiácidos, como os ácidos glicólicos em concentrações baixas, são hidratantes ativos, pois promovem melhoria da camada córnea.

As pessoas com pele oleosa devem preferir hidratantes com veículos em gel ou loções sem óleo. Já as pessoas com pele seca podem usar produtos cremosos, loção cremosa ou até mesmo com óleo.

O creme hidratante deve ser usado de uma a duas vezes por dia, sendo bem espalhado em toda a face. Hoje existem hidratantes com filtro solar que são práticos e combinam dois tipos de funções num só produto.

O corpo, assim como a face, também deve ser hidratado uma vez por dia, de preferência após o banho.

Muitas vitaminas e produtos antienvelhecimento podem ser incorporados aos hidratantes.

Nutrição

Esse termo é inadequado, pois a nutrição é feita de dentro para fora, por meio da rede vascular cutânea. A dieta e o estado geral da pessoa determinam o nível de oxigenação da pele. Os cremes mantêm a hidratação e podem ter algumas ações para reverter o fotoenvelhecimento.

Quando o termo "nutrição" é utilizado, trata-se de um produto com poderes hidratantes e ativos que melhoram os sinais do envelhecimento. Esses produtos são recomendados principalmente para uso no rosto e pescoço, de preferência à noite,

Beleza levada a sério

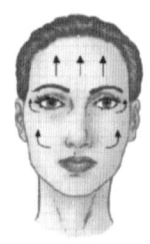

podendo ser alternados com uso de ácidos mais potentes. Antes do creme utilizado à noite, a pele deve estar limpa e sem resíduos.

Os produtos para limpeza, hidratação e nutrição devem ser espalhados no rosto, deixando uma camada fina e homogênea. Passar de cima para baixo ou de baixo para cima não é essencial, porém, se for para escolher um, o melhor movimento é de baixo para cima, conforme indica a seta.

Maquiagem

Embora as indústrias estejam desenvolvendo cada vez mais cosméticos que não prejudicam a pele, devemos tomar muito cuidado na escolha dos produtos para maquiagem. Aqui seguem alguns cuidados:

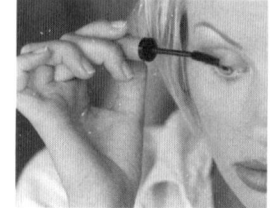

- Base: deve ser leve, não-oleosa, em cores próximas à da pele. O uso não é recomendado para peles muito oleosas e acneicas. Muitas bases contêm também filtro solar, o que ajuda a prevenir o envelhecimento.
- Pó compacto: pode ser usado como substituto da base, principalmente em peles mais oleosas. O pó também pode conter filtro solar.
- Batom: pode ser usado, de preferência com filtro solar, cremosos e de boa qualidade. Batons que mudam de cor e os de longa duração devem ser evitados.
- Rímel, sombra, delineador, lápis, corretivo: os produtos para os olhos devem ser de marca idônea e não podem ser passados na área interna dos olhos.

É importante ressaltar que qualquer pessoa, a qualquer momento, pode apresentar alergia à maquiagem. Isso não significa, necessariamente, que o produto seja inadequado; a pessoa é que pode ter se tornado alérgica.

Lembretes e recomendações

- Antes de se deitar, a maquiagem deve ser cuidadosamente retirada, para evitar obstrução dos óstios.
- Os cuidados de limpeza, hidratação, nutrição e proteção em relação à radiação ultravioleta devem ser constantes em qualquer época do ano.
- As características do cosmético utilizado podem ser modificadas conforme a estação do ano.
- Em geral, a pele apresenta modificações de acordo com o clima. No verão, há maior produção de sebo e a pele fica mais oleosa, brilhante e mais propensa à acne. No inverno, ao contrário, há maior ressecamento, diminuição do óleo e do brilho, fechamento dos óstios e descamação.
- Cosméticos importados podem não ser adequados à pele dos brasileiros. Lembre-se de que nossas temperaturas são mais altas, proporcionando maior produção de óleo durante todos os meses do ano e que, portanto, os produtos importados podem não se adequar às características da pele brasileira. Além disso, embora de boa qualidade, eles podem ser pesados ou obstrutivos.

Fotoproteção – Proteção em Relação Ao Sol

- Quem deve usar filtro solar?
- O que é filtro à prova d'água?
- O cabelo precisa de proteção solar?

O sol agride a pele mais do que é possível visualizar. Sorrateiramente, ele vai deixando as células com pequenos defeitos que, se persistirem, poderão se transformar, mais tarde, em manchas e câncer de pele. É muito importante para a saúde da pele usar protetor solar.

Por que o sol pode fazer mal à pele?

A luz emitida por ele, principalmente aquela chamada UVB (ultravioleta B), chega à pele e agride várias estruturas como: DNA (proteína do núcleo celular), melanócitos (células que fazem a melanina), vasos (que promovem a irrigação da pele), fibras de colágeno e elastina (responsáveis pela firmeza da pele), entre outras. Essa agressão é neutralizada, em parte, pelas defesas naturais da pessoa, mas vai se acumulando até que, com idades mais avançadas (por volta dos 40 anos), começam a aparecer as consequências dessa agressão: aspereza, manchas, rugas e os vários tipos de câncer de pele.

O sol não é necessário à saúde?

O sol promove bem-estar e também é responsável pela ativação da vitamina D na pele. Essa vitamina é importante para diversas funções do organismo e principalmente para manter a boa saúde dos ossos. Sabemos hoje em dia que não são necessários grandes períodos de exposição solar para ativação da vitamina D, principalmente em países tropicais como o Brasil. Ao mesmo tempo, são mais que conhecidos os riscos à saúde que a exposição solar em excesso nos traz.

O que é o filtro solar?

Filtro solar é um produto cuja formulação tem ingredientes capazes de proteger a pele dos raios ultravioleta do sol. Existem dois tipos de filtros solares: o filtro químico e o filtro físico. O primeiro interage quimicamente com a radiação ultravioleta transformando-a em calor. O segundo protege por meio de uma barreira, promovendo a reflexão dos raios ultravioleta. Os filtros também podem ter outros princípios ativos como: hidratantes, vitaminas antioxidantes

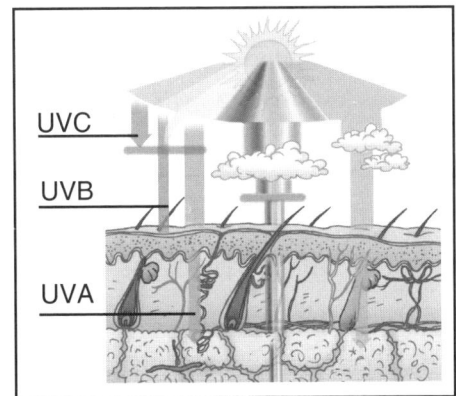

e clareadores. O filtro também pode ter vários veículos diferentes, como cremes, géis, loções ou seruns, que são indicados conforme o tipo de pele.

Como escolher o fator de proteção?

O filtro solar protege a pele em relação tanto aos danos agudos, como a queimadura, quanto aos crônicos, como envelhecimento e câncer de pele. Imaginemos que uma pessoa vá à praia sem filtro solar e fique vermelha após 10 minutos. O fator de proteção solar 15 significa que, após passá-lo, essa mesma pessoa levará um tempo 15 vezes maior antes de ficar vermelha, isto é, 150 minutos (cerca de duas horas). Hoje em dia é importante observar na embalagem se o filtro também protege em relação à UVA (ultravioleta A). O fator de proteção solar para usar na praia deve ser pelo menos 30, mesmo em pessoas morenas.

Como usar o filtro solar?

O filtro solar precisa ser passado em quantidade suficiente para deixar uma camada espessa e protetora. Ele deve ser espalhado em toda área exposta ao sol, inclusive orelhas, pés e mãos, 15 a 30 minutos antes da exposição solar. Para manter sua eficácia, deverá ser repassado frequentemente, principalmente após muita transpiração ou natação.

As pessoas que se expõem de forma intensa por praticar esportes ao ar livre devem usar protetores solares resistentes à água, mas principalmente roupas adequadas para proteger a pele dos danos provocados pelo sol.

Quem deve usar filtro solar?

Todas as pessoas devem usá-lo, independentemente da cor da pele e da idade, até mesmo crianças e idosos. No entanto, o uso de filtros solares é apenas um aspecto da fotoproteção. Compreender que a exposição solar em excesso é prejudicial e adotar um comportamento adequado neste sentido é fundamental para quem quer manter uma boa vitalidade da pele.

Qual a diferença entre bronzeador e bloqueador solar?

O bronzeador pode não ter filtro solar, mas sim alguma substância que deixa a pele mais sensível ao sol, provocando escurecimento mais rápido. O bronzeador sem filtro deve ser evitado, pois há risco de queimaduras graves com sua utilização. O bloqueador é, em geral, uma associação de filtros químicos e físicos que protegem a pele da radiação ultravioleta A e ultravioleta B.

Devo usar filtro todos os dias?

O uso diário do filtro solar num país tropical é importante para evitar o envelhecimento e o câncer de pele, sendo o melhor tratamento preventivo. Ele deve ser passado nas áreas expostas ao sol, todos os dias, pela manhã.

Bronzeamento artificial faz mal?

O bronzeamento artificial feito em camas ou cabines de bronzeamento faz mal à pele. Geralmente, a luz emitida por esses aparelhos é a ultravioleta, que promove o envelhecimento e aumenta o risco de câncer de pele.

O que é bronzeador sem sol ou autobronzeador?

O autobronzeador tem na sua composição uma substância chamada di-hidroxiacetona, que promove o tingimento da pele. Esses produtos provocam um "bronzeamento" sem necessidade do sol, o que é uma grande vantagem. A di-hidroxiacetona não é tóxica, não tem potencial alergênico, sendo segura e eficaz para utilização. O produto deve ser bem espalhado na pele, uma vez ao dia, até promover a coloração desejada. Quando a substância é descontinuada, a pele volta à coloração normal dentro de três a quatro dias.

Sol na medida certa

- Evitar o excesso de sol.
- Preferir o horário até as 10 horas e após as 15 horas.
- Usar sempre filtro solar com fator de proteção 30.
- Passar o filtro solar no corpo todo.
- Não usar bronzeadores sem filtro solar.
- Não usar fórmulas caseiras.

Elaborado por:
José Antonio Jabour da Cunha

Beleza levada a sério

O Papel da Esteticista

- Quando devo procurar uma esteticista?
- Esteticistas podem receitar cremes?
- Com que frequência devo fazer limpeza de pele?

A parceria médico e esteticista é interessante para esses dois profissionais e propicia mais segurança para o cliente.

O aval e o respaldo médico são importantes no trabalho da esteticista, mas o bom senso profissional e ético deve prevalecer para o desempenho de suas funções.

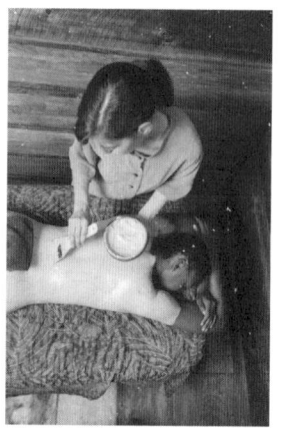

A área de atuação da esteticista é ampla, mas deve ser respeitado o limite entre o ato médico e o ato da esteticista.

Os procedimentos dessa área dessa:

- **Drenagem linfática:** massagem terapêutica que utiliza manobras de bombeamento e deslizamentos suaves na superfície da pele com intuito de direcionar e aumentar a velocidade do fluxo linfático, diminuindo edemas pós-operatórios, acúmulo de líquidos nos tecidos nos casos de lipodistrofia ginoide (celulite).
- **Hidratação cosmética:** aplicação de produtos com princípios ativos que tenham capacidade de manter a quantidade de água na pele, evitando a evaporação, como ureia.

Há ainda uma tendência atual de usar componentes biológicos de origem animal ou vegetal, como fios de seda, isoflavonas, entre outros.

- **Tratamentos corporais:** tratamentos multidisciplinares (médicos e estéticos) em que a esteticista atua como coadjuvante, fazendo massagem e drenagem manual ou usando aparelhos eletroterápicos.
- **Endermologia:** massagem com aparelho que promove um movimento contínuo de sucção e rolamento da pele para tratamento da celulite, quando está associada a um edema ou deficiência circulatória, melhorando as funções e trocas metabólicas. Promove também a melhoria da qualidade da pele.
- **Ionização ou iontoforese:** é a aplicação de substâncias hidrossolúveis através de corrente galvânica. É usada para hidratação e tratamento corporais.

Limpeza de pele

Esse é um procedimento que merece um capítulo à parte. Trata-se de tratamento básico e inicial para a evolução de qualquer outro tratamento, como *peeling*, hidratação e nutrição.

Para efetuar esse procedimento, o profissional deve conhecer a anatomia e fisiologia da pele, fazer uma anamnese detalhada para estabelecer o tipo de pele e sua adequação aos cosméticos e princípios ativos a serem utilizados.

É de extrema importância dominar a técnica de extração das lesões (comedões, pústulas e miliuns) e reconhecer o que pode e o que deve ser manipulado.

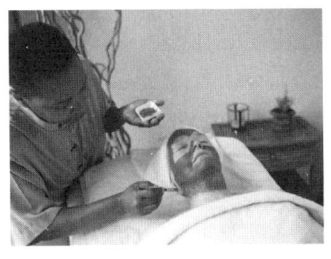

Estabelecidas essas condições, pode-se trabalhar a pele do paciente com a segurança e a perícia necessárias, acabando com o mito de que a limpeza estraga a pele e provoca cicatrizes.

Na limpeza de pele sadia, a esteticista executa o diagnóstico (anamnese), definindo e classificando a pele, estabelecendo o uso dos cosméticos adequados ao tipo cutâneo do cliente e dando sequência ao tratamento, procedendo a:

- **Assepsia:** limpeza da pele com loções desengordurantes, cuja ação deve variar de acordo com a oleosidade.
- **Amaciamento:** aplicação de produtos queratolíticos e abrasivos que promovem um afinamento da camada córnea, facilitando a extração de comedões e a vaporização.
- **Extração:** retirada de comedões, pústulas e miliuns, utilizando técnicas corretas de manipulação.
- **Massagem:** manobras suaves e metódicas com finalidade terapêutica ou estética, que auxiliam na aplicação de substâncias hidratantes e calmantes.
- **Máscaras:** procedimento de finalização da limpeza de pele. A escolha do tipo de máscara depende do tipo de pele. Normalmente, opta-se por máscaras calmantes, à base de azuleno, mentol.
- **Filtro solar:** em forma de gel ou loção para não obstruir os poros, sempre com fator de proteção igual ou superior a 15 para evitar o escurecimento da pele no local das lesões.

Na limpeza da pele acneica, a técnica, o cuidado e a habilidade da esteticista devem ser redobrados, e a parceria com o dermatologista é de extrema importância para o êxito do tratamento.

Por se tratar de doença, deve-se orientar o cliente a procurar um tratamento médico. Com um cliente medicado e com a infecção já controlada, a esteticista pode agir esvaziando as pústulas e retirando comedões, com o objetivo de prevenir o aparecimento de novas reações inflamatórias e reduzir aquelas já existentes.

Produtos com alto teor queratolítico, à base de ácidos e despigmentantes ou produtos tópicos com componentes hormonais devem ser receitados somente por médicos, e o paciente deve ser orientado e estimulado a fazer uso deles apenas mediante prescrição médica.

Cabelos

- Lavar os cabelos todos os dias faz com que a sua raiz apodreça?
- Tomar vitaminas ajuda os cabelos a crescer?
- Cortar os cabelos com a lua crescente ajuda-os a crescer?

A importância do cabelo para o ser humano tem duas óticas: a primeira, fisiológica, da proteção contra o meio ambiente; a outra, psicológica ou emocional, sendo esta incomensurável. Há relatos sobre cabelos desde o Antigo Egito, sendo que o tipo de penteado representava a casta social de quem o portava. Há relatos na Bíblia, como o caso sobejamente conhecido de Sansão, que perdeu sua força após ter seus cabelos cortados. Nos tempos modernos, os cabelos fazem parte da moldura do rosto, representando também o grupamento social daqueles que os usam de determinada maneira.

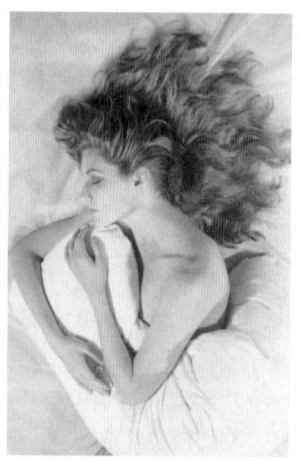

Como assume uma importância muito grande na esfera emocional, é interessante notar que, quando uma pessoa começa a perder cabelos, ela fica desesperada, pois esta é uma parte do corpo da qual se tem bastante controle, isto é, podemos cortar, pintar, fazer penteados, alisar, enrolar etc.; quando não podemos mais controlar, temos a sensação de impotência em relação ao nosso corpo.

Os cabelos existem para proteger regiões, como o couro cabeludo, contra a ação do frio, do calor e do excesso de luz solar. Além disso, também revelam a saúde do nosso organismo e podem sofrer por causa de doenças internas, ou mesmo agressões externas, como o uso de produtos inadequados ou excesso de química (tinturas, por exemplo) e de sol. No caso de doenças, eles podem cair ou afinar e, em relação às tinturas, podem ressecar.

No couro cabeludo, existem de 100 mil a 150 mil fios. O cabelo tem um ciclo de vida contínuo e passa por fases de crescimento e de repouso. Cada fio vive uma etapa específica, que se distribui em 85% no período de crescimento (anágena) e 15% no período de repouso (telógena). Isso significa que temos sempre mais cabelo crescendo do que caindo. A duração da fase de crescimento é, em média, de quatro anos. A queda de alguns fios ao lavar ou pentear é normal — perdemos cerca de 100 fios por dia. É preciso, sim, prestar atenção quando houver aumento significativo da quantidade de fios que caem.

Algumas pessoas perdem mais cabelos em algumas fases do ano, por questões pessoais, mas descobriu-se recentemente que a pele dos seres humanos tem receptores de luz e que eles interferem na reprodução celular, portanto, ocorre efetivamente alteração de crescimento dos cabelos relacionada às estações do ano.

Há quem acredite que cortar os cabelos durante a lua crescente estimula o crescimento, mas não existe nenhuma evidência científica que comprove isso.

Denise Steiner

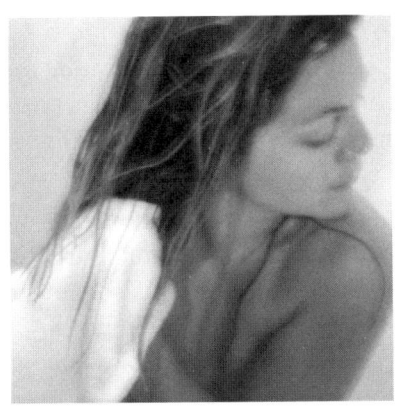

Esta crença teve origem na mitologia dos povos antigos ligados à agricultura, os quais achavam que aquilo que era válido para as plantas servia para os cabelos. Assim, cortar os fios na lua cheia aumentaria o volume; na minguante, teria o efeito oposto; na lua nova seria ótimo para renovar o visual e, na crescente, ideal para o crescimento. O fato é que, até agora, a ciência não achou nenhuma evidência nesta proposta dos cortes baseados em calendários lunares. Há, sim, provas de que os fios reagem à melatonina, hormônio associado à luminosidade do meio ambiente, por isso a taxa de crescimento é ligeiramente menor durante o inverno, principalmente nos países localizados mais ao Norte ou Sul da linha do Equador.

Ouvimos também que cabelos compridos são mais fracos e que é importante cortá-los para que cresçam mais. No entanto, cortar não vai fazer outra coisa senão melhorar as pontas divididas (duplas ou triplas). Os fios crescem cerca de 1 cm por mês, cortando-os ou não. O cuidado apenas tem o objetivo de retirar as partes danificadas, como pontas duplas, deixando o conjunto mais saudável e harmônico.

O fio de cabelo cresce através do acúmulo de proteínas e minerais em sua base (bulbo) e elas são diretamente influenciadas pela nutrição e fatores hormonais. O cabelo está em constante renovação, passa por ciclos de crescimento, repouso e queda. Porém, se caírem excessivamente e demorarem a crescer, deve-se procurar um profissional a fim de fazer uma avaliação das possíveis causas desta queda. Fatores como hereditariedade, alterações hormonais, uso de medicamentos, utilização de químicas de tratamento capilar, carência nutricional (por exemplo, deficiência de ferro), fluxo menstrual na mulher muito intenso ou de duração prolongado, diabetes, alteração da tireoide, gravidez, interrupção do uso de anticoncepcionais, seborreia, dietas restritivas, infecções ou febres, ovário policístico, entre outros, podem interferir na saúde dos cabelos. Muitas vezes, existem alterações hormonais ou metabólicas que precisam ser controladas para que os fios cresçam saudáveis. Alimentação é outro fator importante, deficiência vitamínica ou de ferro, por exemplo, muito comum nas mulheres, devem ser corrigidas. É importante que o dermatologista faça uma avaliação completa para direcionar adequadamente as medidas terapêuticas.

Tomar vitaminas estimula o crescimento dos cabelos apenas quando a pessoa apresenta carência; caso contrário, é inútil. É muito importante lembrar que vitaminas em excesso prejudicam a saúde não só do cabelo, mas do organismo como um todo.

Os cabelos precisam ser limpos com frequência. A lavagem pode ser feita dependendo da necessidade de cada um, sendo que lavar todos os dias ou duas vezes por semana não provoca queda, contanto que o cabelo permaneça limpo. O xampu ideal é aquele adequado para cada tipo de cabelo. Ele é uma formulação com um balanço entre substâncias limpadoras e condicionadoras indicadas para cabelos oleosos, mistos e secos. O xampu não causa queda de cabelo e também não combate a mesma.

Outro mito é que lavar os cabelos todos os dias faz com que a raiz apodreça. Isso não é verdade. A frequência das lavagens deve ser determinada pelas características do couro cabeludo. Um couro cabeludo que produz mais oleosidade, deve ser lavado mais frequentemente do que um couro cabeludo mais seco. O importante é manter a raiz sempre limpa, livre do acúmulo de suor, sebo e impurezas. A água não entra na raiz dos cabelos, portanto, não pode apodrecê-la.

O fio é composto principalmente por queratina, proteína que possui alta concentração de cisteína – aminoácido responsável pela elasticidade e flexibilidade do cabelo. A camada externa é a cutícula, composta por camadas de células de queratina sobrepostas como escamas, é transparente e tem como função proteger o córtex contra agressões externas, além de manter a maciez e o brilho dos cabelos. O córtex é a parte mais importante do fio de cabelo, sendo responsável por sua elasticidade e resistência. Sua estrutura é composta por queratina, cuja composição tem muitos aminoácidos, entre eles a cisteína, responsável pelas pontes de enxofre, que ligam de maneira consistente a queratina à estrutura do fio. No interior do córtex, dentro das células queratinizadas, está a melanina – proteína responsável pela cor dos fios. A camada mais interna do cabelo é a medula. Seu canal pode estar vazio ou preenchido por queratina esponjosa. Ao sofrer impacto por produtos químicos agressivos, pode quebrar até desaparecer.

Cabelos bonitos possuem cutícula íntegra e saudável, ou seja, suas escamas se mantêm encaixadas de forma perfeita para envolver a haste capilar, que é a parte visível do fio. Quando a cutícula é agredida, ela racha e se desprega, formando as pontas duplas. O cuidado diário é muito importante e envolve a escolha de produtos adequados ao tipo de cabelo, sempre com atenção para os que possuem aprovação dos órgãos de saúde, como a Anvisa.

Os xampus são formulações com substâncias que limpam os fios e o couro cabeludo, evitando dermatites, caspa e infecções por fungos e bactérias. Hoje há produtos com funções mais complexas, como aumentar ou diminuir o volume, restaurar e facilitar o ato de pentear. Não existem xampus antiqueda, os assim denominados apenas melhoram a condição do couro cabeludo e podem ajudar em outros tratamentos, mas xampus que façam os cabelos crescerem ou nascerem, infelizmente, ainda não foram criados.

Os indicados para cabelos oleosos possuem mais componentes de limpeza, enquanto os formulados para cabelos secos apresentam mais elementos condicionadores. Existem os que contêm agentes anticaspa, vitaminas e hidratantes. O ideal é, pelo menos, a cada 15 dias, lavar os cabelos com um xampu antirresíduo para eliminar produtos que se acumulam nos fios, deixando-os com aspecto pesado. Também é interessante alternar pelo menos dois tipos de xampus.

Existem ainda os condicionadores. Ricos em proteínas, eles têm como função devolver a gordura natural perdida durante a lavagem. Também devem deixar os cabelos fáceis de pentear e restaurar a uniformidade dos fios agredidos química ou mecanicamente. Dê preferência aos que são feitos com extratos de substâncias naturais, como jojoba, ou enriquecidos com proteínas. Por último, protegem os fios da fricção, diminuindo a eletrostática. Cremes condicionadores ou rinse não fazem os cabelos caírem; a função desses produtos é a de facilitar o penteado e dar brilho aos cabelos. Aqueles que caem já estavam soltos e foram apenas liberados dos outros.

Muitas pessoas têm dúvida se as substâncias modeladoras, como gel e fixador sem álcool, causam danos. Esses produtos não prejudicam e, quando são de boa qualidade, não provocam queda de cabelo.

Para ter cabelos saudáveis e bonitos, são necessários cuidados tão importantes como os cuidados com a sua pele. A melhor maneira de prevenir e reparar as agressões aos cabelos é entender como ocorrem os danos.

Os danos aos cabelos resultam de traumas mecânicos e químicos que alteram as estruturas físicas do cabelo. O cabelo tem três camadas básicas, a cutícula, o córtex e a medula. A cutícula é camada mais externa da escala de proteção. É a principal estrutura do cabelo, sendo responsável pela força, brilho, textura, maciez e maleabilidade dos fios. Existe também uma camada de sebo, uma substância oleosa secretada pelos folículos capilares, que recobre a cutícula e adiciona brilho e maleabilidade ao cabelo. O córtex fornece força ao eixo do cabelo e determina a cor e a textura. A medula é a camada mais interna do cabelo onde são determinados o corpo e a força do cabelo.

A cutícula pode ser lesada por meios químicos ou mecânicos, como descoloração ou secadores de cabelos. Os fatores ambientais, como exposição à luz solar, poluição, vento, água do mar ou de piscina também podem causar danos. Quando a cutícula é agredida por esses fatores, a proteção é diminuída e as outras camadas do cabelo são expostas. Em alguns casos, até mesmo a camada mais interna, a medula, é exposta e pode sofrer danos.

Há quatro fatores que são muito importantes para um cabelo saudável: brilho, eletricidade estática, força e exposição solar.

Brilho

Cabelo brilhante sempre foi comparado com cabelo saudável, mesmo que a saúde de um folículo capilar não possa ser determinada devido a sua localização dentro do couro cabeludo. Esse brilho é devido à luz refletida por uma superfície lisa. Se as cutículas estão abertas, em consequência das agressões citadas acima, os fios não retêm água nem proteínas, e a superfície do fio de cabelo fica porosa, não refletindo a luz. Condicionadores contendo agentes que formam uma película sobre o fio podem aumentar o brilho dos cabelos e ajudar as camadas de cutículas a cobrirem o eixo dos cabelos, dando-lhe uma aparência mais lisa.

Eletricidade estática

Pentear ou escovar o cabelo faz com que os fios se tornem carregados negativamente, criando eletricidade estática e deixando os fios arrepiados. Cabelos finos são mais suscetíveis à eletricidade estática que os cabelos mais grossos devido à maior área de superfície da cutícula. Os condicionadores que contêm amônia quaternária podem reduzir a eletricidade estática por produzirem uma carga positiva nos fios, neutralizando-a.

Força

Condicionadores com ingredientes como proteínas hidrolisadas ou queratina capilar humana hidrolisada, que possuem um baixo peso molecular, ajudam a aumentar a força dos cabelos. Elas penetram facilmente nos fios, nutrindo-os.

Essas proteínas também podem ser usadas para as "pontas duplas", as quais ocorrem depois que a cutícula protetora foi desnudada das fibras do cabelo em consequência de substância química ou trauma físico, mas também pode ser um resultado de escovação vigorosa. Enquanto não há nenhum meio de reverter as "pontas duplas", aparar as pontas a cada 2 ou 3 meses e tratamentos de condicionamento profundo ajudam a manter os fios flexíveis e com boa aparência.

Exposição solar

A exposição aos raios UV pode induzir a oxidação das moléculas de enxofre dentro do eixo capilar, que são importantes para a força dos cabelos. Quando ocorre essa oxidação, os cabelos se tornam quebradiços, ressecados e ásperos.

Os cabelos descoloridos ou com luzes podem também apresentar pequenas mudanças de cor quando expostos aos raios UV. O cabelo loiro pode desenvolver um "fotodescoloramento", tornando-se amarelados. Até mesmo os cabelos castanhos podem mudar de cor e tendem a desenvolver uma coloração avermelhada devido à oxidação dos pigmentos de melanina.

Para proteger seus cabelos dos danos causados pelos raios solares, procure usar condicionadores *"leave-in"* que contenham óxido nítrico. Outra proteção são os bonés e chapéus feitos de materiais sólidos.

PROCESSOS QUÍMICOS

Embora os mais modernos penteados e cores pareçam maravilhosos, muitas mulheres estão submetendo seus cabelos a produtos químicos, secadores e "chapinhas" de forma excessiva, fazendo com que os fios fiquem danificados. Com o tempo, o cabelo brilhante pode ficar opaco e frágil, necessitando de uma revisão completa de cuidados para melhorar sua saúde e aparência.

Um dos equívocos mais comuns em relação ao cabelo é acreditar que o mesmo esteja "vivo", quando, na verdade, os fios são inanimados, sendo incapazes de curar a si mesmos quando estão danificados, exceto por meio do crescimento de novos fios no couro cabeludo. As mesmas coisas que fazem o cabelo parecer lindo, como o uso de tinturas, permanentes e técnicas para alisamento, podem danificar sua estrutura e afetar sua aparência.

Quando o cabelo sofre um dano, a camada lipídica externa protetora da cutícula, responsável por deixar os cabelos brilhantes, é removida. Produtos químicos são um dos maiores vilões para saúde dos fios, pois removem os "hidratantes naturais". O resultado são cabelos secos, opacos e indomáveis. Muitos produtos têm sido desenvolvidos para combater os efeitos dos tratamentos químicos excessivos, sendo a hidratação regular obrigatória aos cabelos danificados.

Alisamento, relaxamento e permanente

Trata-se de processos químicos semelhantes na sua origem. Todos alteram a forma original das hastes, que é determinada pelas pontes químicas de hidrogênio e enxofre, responsáveis naturais pela distribuição da queratina dentro do cabelo. Ao alterar essa forma para alisar um cabelo encaracolado ou encaracolar um cabelo liso, usa-se um produto que abre a cutícula. Em seguida, é aplicado outro que quebra as pontes de enxofre. Logo após, posiciona-se o cabelo na forma desejada e neutraliza-se a substância para estabilizar os fios, que ficarão lisos ou cacheados até que essas pontes químicas se refaçam.

Uma forma rápida de obter o mesmo resultado é usar produtos que aplicam calor nos fios, como a chapinha larga para alisar e a estreita para enrolar. O aquecimento local quebra as pontes de hidrogênio, que são mais fracas, e mantém a modelagem desejada até o cabelo ser lavado novamente.

Nos dois casos, a haste sofre, pois não há como evitar a desidratação dos fios. É por isso que os cabelos modificados quimicamente são mais desidratados e devem ser submetidos a banhos com cremes hidratantes pelo menos uma vez por semana.

Nos últimos anos, surgiram novas formas para alisar o cabelo, como a escova progressiva e suas variantes, a escova francesa, o alisamento japonês, entre outras. Produtos alisantes registrados na Anvisa não oferecem riscos à saúde. Mas muitos salões de beleza acrescentam formol a seus preparados, usando concentrações maiores do que 0,5%, proibidas pela agência. O formol é tóxico, pode causar irritação nas mucosas e, dependendo da quantidade, acaba sendo absorvido pelo organismo, acarretando sérios problemas.

Tinturas

Colorir os cabelos é uma das mudanças visuais mais praticadas pelas mulheres. Com mais tinturas sofisticadas e de melhor qualidade à mão, praticamente não há risco de ocorrer queda em função desse procedimento. A cor dos cabelos é dada por uma proteína chamada melanina. Ela é o pigmento que dá cor à pele, cabelos e olhos. Quando se quer mudar a cor dos cabelos, podem-se usar três tipos de técnicas:

1. Tintura temporária: usa-se tonalizante – um tipo de xampu, indicado para realçar o tom natural do cabelo e esconder os fios brancos. Consiste em aplicar pigmentos na parte externa dos cabelos. Essa tintura dura em média 20 lavagens e não possui produtos em sua formulação que abram as escamas do cabelo.

2. Tintura semipermanente: nesse caso, os pigmentos aderem a pequenas aberturas na junção das células da cutícula. Por ficar aderido, o pigmento não sai tão facilmente. Ocorre o somatório da cor natural dos cabelos e do pigmento, resultando numa nova cor.

3. Tintura permanente: em geral, há amônia e água oxigenada na fórmula para que possa alterar a cor original do fio. Como tem duração mais longa e é mais agressiva, consiste em um processo químico mais complexo. Deve sempre ser aplicada por um profissional habilitado. Utiliza-se um produto químico que abre a cutícula e, logo após, usa-se o peróxido de hidrogênio (água oxigenada), que descolore o fio. Em seguida, aplica-se um novo pigmento, que dará a nova cor aos cabelos.

Dicas para combater os danos químicos

- Use xampus condicionantes e condicionadores regularmente para melhorar a aparência dos cabelos, evitando ressecamento e *frizz*. Xampus 2 em 1 são uma ótima escolha, pois removem a oleosidade do couro cabeludo, limpam os fios e condicionam ao mesmo tempo.

- Opte por produtos que contenham dimeticone, disponível em xampus, condicionadores, cremes de pentear e *sprays*. Esse ingrediente diminui a eletricidade estática, aumenta o brilho e facilita o manejo dos fios.

- Tente usar os séruns capilares recentemente introduzidos no mercado (por exemplo, óleo de argan), aplicando algumas gotas nas mãos e deslizando-as nos fios (não devem ser aplicados diretamente no couro cabeludo).

- Evite tingir os cabelos, opte pela cor natural quando possível.

- Caso seja realmente necessário pintar o cabelo, escolha tonalidades próximas à sua cor natural, usando no máximo três tons de diferença. Escurecer os cabelos ao invés de clareá-los é sempre uma melhor opção.

DANOS FÍSICOS

Calor excessivo

Uma causa comum da fragilidade dos fios é o uso do secador em alta temperatura. O aquecimento provoca a evaporação da água natural dos fios, enfraquecendo-os. Não se deve usar o secador, especialmente em temperaturas muito elevadas. Lembre-se de que a água entra em ebulição a 100 °C, e a maioria dos secadores tem temperaturas muito mais elevadas, fazendo com que a água dentro dos fios entre em ebulição. Isso provoca espaços vazios, deixando os cabelos mais frágeis.

O calor produz uma condição conhecida como "cabelo bolha". Isso ocorre quando a água presente nos fios, responsável pela flexibilidade dos mesmos, aquece e evapora, levando à formação de bolhas dentro da haste e áreas de perda da cutícula. Sinais que indicam a ocorrência desse tipo de dano: cabelo que cheira queimado, *frizz* nas pontas e fios quebradiços.

Mudanças dramáticas de temperatura significam sofrimento ao cabelo, pois o calor pode literalmente "fritar" o fio. Imagine um pedaço de bife macio e flexível, mas, quando hiperaquecido, muda de textura e endurece. Do mesmo modo, ocorrem transformações no cabelo quando este fica muito tempo exposto ao calor, resultando em cabelos quebradiços. Proteger o cabelo do calor excessivo é essencial para mantê-lo saudável. Cabelos danificados pelo calor não podem ser reparados e a área prejudicada deverá ser cortada.

A "chapinha" é bastante popular entre as mulheres que buscam cabelos lisos. Existe, ainda, o uso de produtos químicos em combinação com aquecimento dos fios para deixá-los retos, conhecido como "escova progressiva". Normalmente realizada em salões de beleza, a "escova progressiva" é feita com o uso de glutaraldeído ou formoldeído, disjuntores potentes que quebram as ligações químicas responsáveis pelas ondulações dos fios, deixando-os lisos. Depois que uma das soluções químicas é aplicada ao cabelo, um condicionador que contém a proteína queratina é aplicado sobre os fios para deixá-los menos quebradiços. Feito esse procedimento, o cabelo deve ser mantido seco e solto por, pelo menos, 48 horas, para que o resultado esperado seja alcançado.

Dicas para prevenir os danos pelo calor

- Permita, sempre que possível, que os cabelos sequem naturalmente.
- Quando utilizar o secador, evite a configuração de maior aquecimento. Inicie com uma temperatura mais baixa e aumente gradativamente.
- Ao alisar o cabelo com a chapinha de cerâmica, coloque uma toalha úmida no dispositivo para proteger o cabelo do calor direto.

- Hidratar o cabelo regularmente ajuda, de alguma forma, a melhorar a aparência dos fios danificados pelo calor, mas interromper a fonte dos danos é fundamental.

Dicas para o uso da "escova progressiva"

- Evite esse procedimento se o seu cabelo for muito crespo, já que o mesmo não funcionará para reorganização e alisamento dos fios.
- Para minimizar os danos ao cabelo e a queda, prolongue o tempo entre os tratamentos (pelo menos 6 meses).
- Quando lavar os cabelos, use uma quantidade generosa de condicionador para diminuir a fragilidade dos fios.
- Se o cabelo ficar quebradiço e com *frizz*, pare de fazer o procedimento e espere o crescimento de novos fios que substituirão o cabelo danificado.

Dicas para manter os cabelos saudáveis, procurando seu melhor estado

- Quanto menos você alterar o seu cabelo, melhor. Evite transformações intensas.
- Certifique-se de lavar bem o couro cabeludo, pois é onde o óleo se acumula; depois, deixe o xampu escorrer através dos fios, sem esfregar. Xampu serve principalmente para limpar o couro cabeludo, podendo danificar os fios se usado em demasia.
- Deixe a oleosidade do couro cabeludo determinar a frequência das lavagens. Se o seu couro cabeludo é oleoso, lave o cabelo com mais frequência.
- Condicionador deve ser utilizado nas extremidades do cabelo e não sobre o couro cabeludo; com isso, obtêm-se melhores resultados.
- Escolha o xampu e o condicionador com base no seu tipo de cabelo, como ondulado ou liso, e nas condições do mesmo, tais como danificado ou com *frizz*. Os produtos não devem ser necessariamente caros para funcionarem bem — o mais importante é que sejam adequados ao seus cabelos.
- Use chapéu para proteger os cabelos dos raios ultravioleta (UV).

É melhor escolher um penteado mais próximo à estrutura natural do seu cabelo e uma cor mais próxima à sua tonalidade natural, o que irá minimizar os danos aos fios. Não deixe de consultar seu dermatologista para quaisquer dúvidas sobre produtos, aparência dos fios ou queda.

Queda de cabelo na mulher

A queda de cabelo é muito frequente na mulher, sendo a causa de sérios problemas emocionais. Esse é um dos principais motivos para a busca de diagnóstico e tratamento precoce.

A queda de alguns fios ao lavar ou pentear é normal — perdemos cerca de 100 fios por dia. É preciso, sim, prestar atenção quando houver aumento significativo da quantidade de fios que caem. Existem vários fatores envolvidos na queda de cabelos. Alguns são apenas temporários e sazonais, não requerendo muitas preocupações; outros são relacionados a alterações orgânicas e/ou fisiológicas. A queda também pode ser decorrente de causas genéticas. Se o paciente tem familiares (pais, tios, avós etc.) com calvície, é provável que também sofra ou venha a sofrer deste problema. O ideal é procurar um dermatologista para que o mesmo avalie, identifique e trate adequadamente.

As principais alterações orgânicas envolvidas na queda de cabelos são: alimentação inadequada, pobre em proteínas, vitaminas e minerais (principalmente dietas restritivas com perda abrupta e intensa de peso); anemia; febre; gravidez e pós-parto; cirurgias; medicamentos (anticoncepcionais, antidepressivos, emagrecedores etc.); alterações hormonais (endógenas ou exógenas); doenças metabólicas, inflamatórias e infecciosas; neoplasias (câncer); estresse emocional.

Tudo o que significa estresse orgânico, ou seja, alteração no funcionamento normal do organismo, como, por exemplo, estresse emocional, pode desencadear sofrimento do folículo piloso e acelerar a passagem da fase de crescimento capilar anágena (fase de crescimento estável, que dura de 3 a 7 anos, estando 80 a 90% dos folículos nessa fase), para a fase telógena (fase de queda, estando 20% dos folículos nessa fase). Isso causa o que chamamos de eflúvio telógeno — eliminação de cabelos em clava que se segue à precipitação prematura dos folículos anágenos em telógenos. É considerada normal a perda de até 100 fios por dia; acima disso, recomenda-se investigação.

Em geral, não ocorre descamação, dor ou coceira, e o cabelo cai difusamente, diminuindo o volume total. Xampus, géis, tinturas, permanentes e outros fatores locais não costumam provocar queda acentuada. O ideal é identificar a causa e tratá-la o mais rápido possível. Evitar o uso de produtos caseiros, automedicação e tratamentos alternativos é o melhor caminho para não piorar ainda mais a situação.

Sempre é preciso identificar e tratar a causa, daí a importância da avaliação de um dermatologista, para que os fatores desencadeantes sejam adequadamente analisados e conduzidos. O tratamento é direcionado para o motivo da queda e engloba: medicamentos de uso oral e tópicos, *laser*, fotobioestimulação, suplementação e orientação alimentar e transplante capilar.

Beleza levada a sério

A mulher, ao contrário do que diz a crença popular, também desenvolve a calvície nos seus mais variados graus. A calvície feminina, assim como a masculina, caracteriza-se por perda de cabelos com influência genética e hormonal, sendo, por isso, chamada de alopecia androgenética.

Ela determina um processo de longa duração, que provoca miniaturização dos fios de cabelo. O cabelo normal, em média a cada quatro anos, entra em processo de repouso (fase telógena) e queda, retornando com a mesma espessura para durar mais quatro anos. O fio, nos indivíduos predispostos à calvície, volta cada vez mais fraco e fino, transformando-se progressivamente em uma penugem. Essa transformação lenta e gradual vai provocando a rarefação capilar.

A prevalência de calvície nas mulheres varia de 8 a 25%, conforme os trabalhos publicados. Alguns autores já demonstraram prevalência de 87% de calvície em mulheres na pré-menopausa. Esses casos, em geral, eram iniciais, sendo disfarçados pelo tipo de penteado. Nos casos iniciais, as mulheres não percebem e não se queixam, pois há rarefação muito discreta.

Sabe-se que existe predisposição hereditária para a calvície desenvolver-se. No entanto, o tipo de herança não está bem esclarecido. Acredita-se que haja herança poligênica (vários genes envolvidos) com expressão variável.

Além da hereditariedade, os hormônios masculinos também são responsáveis pelo desenvolvimento da calvície feminina e masculina. A mulher é particularmente suscetível à perda de cabelos devido a variações hormonais. Sendo assim, é frequente o início da calvície após o parto, pré-menopausa e descontinuação da pílula anticoncepcional.

Os andrógenos (hormônios masculinos) têm receptores específicos no folículo capilar que, após serem preenchidos, iniciam a reação intracelular, envolvendo o DNA e desencadeando mecanismos provocativos da calvície. As mulheres também podem desenvolver a calvície com níveis de hormônios masculinos normais.

A calvície feminina tem localização diferente daquela do homem. Ela ocorre frequentemente em toda a região superior do couro cabeludo, mantendo a linha frontal intacta. A mulher tem menos entradas que o homem. A perda também pode ter uma característica mais difusa com o comprometimento e afinamento mais graves dos cabelos.

A queda de cabelo na mulher pode ser desencadeada ou piorada por outros fatores como: anemia, ferro sérico baixo, alterações dos hormônios tiroidianos, uso de drogas, emagrecimento etc.

É muito importante que o problema seja diagnosticado precocemente. O médico é o único profissional capaz de reconhecer o tipo de queda e tratar adequadamente. Existem remédios específicos para a calvície, e vitaminas genéricas não resolvem o problema.

Tratamento para calvície feminina

A alopecia androgenética feminina conta com um maior número de recursos para seu tratamento do que a calvície masculina. Isso ocorre porque, além dos recursos em comum, nas mulheres podem ser empregadas substâncias neutralizadoras dos hormônios masculinos, como os antiandrógenos.

Convencionalmente, pode-se usar o minoxidil 2% (já aprovado pelo FDA para o uso em mulheres). Podem ser utilizadas também várias vitaminas, como piridoxina e biotina, e alguns aminoácidos, metionina e cisteína.

Algumas pílulas anticoncepcionais com antiandrógenos também podem ser empregadas para neutralizar os efeitos dos androgênios. Essas drogas têm ação hormonal e precisam ser receitadas pelo médico.

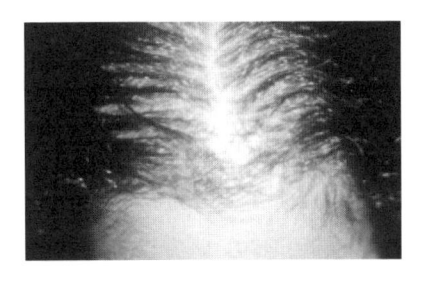

Podem ser utilizados ainda outros antiandrógenos, que competem com os hormônios masculinos, bloqueando o receptor andrógeno e diminuindo a quantidade de hormônio masculino no folículo piloso.

O tratamento da calvície é complexo, depende de um diagnóstico correto e deve ser feito por médicos especialistas.

Elaborado por:
Carolina Reato Marçon

Unhas

- Como se pega a micose de unha?
- Manchas brancas significam mentiras?
- Roer unhas faz mal?

Além da função estética, as unhas servem para a proteção dos dedos, auxiliam na sensibilidade tátil e na manipulação fina. Elas crescem aproximadamente 1cm por mês, e esse crescimento diminui com a idade. Fatores mecânicos e químicos podem agredir a unha e provocar distrofias. Doenças internas também têm relação com a modificação da aparência ungueal. O cuidado diário das unhas é importante do ponto de vista não só estético, como também da saúde global do indivíduo.

Alterações ungueais frequentes

É comum no consultório dermatológico a queixa de "descamação e enfraquecimento das unhas". Elas estão sujeitas a agressões constantes por produtos químicos, água e pequenos traumas que facilitam esse resultado.

Beleza levada a sério

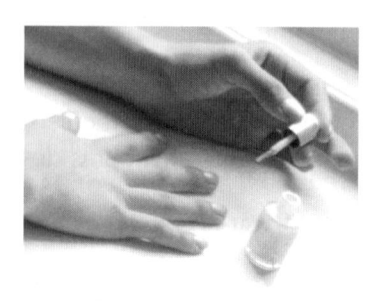

Seja qual for a causa do enfraquecimento, o uso de luvas nas atividades domésticas para proteger as unhas é muito importante. A hidratação da lâmina ungueal, com cremes à base de vaselina, ureia, lactato de amônio, silicone, dimeticone, óleo de uva, aplicados com suaves massagens de duas a três vezes ao dia podem torná-las mais resistentes. Muitos desses compostos já existem em formas de cremes, ceras e até mesmo canetas, tornando mais prática a utilização.

Uma dica é ocluir as mãos com luvas plásticas e retirar no dia seguinte. Dessa forma, o efeito hidratante é potencializado, deixando não só as unhas, mas também as mãos mais macias e hidratadas.

Há também esmaltes à base de formol, que também melhoram substancialmente a fragilidade das unhas. Quando necessário, utilizamos suplementação vitamínica, usando aminoácidos, entre eles a cisteína, rica em enxofre, vitaminas do complexo A, B, biotina e ácido pantonênico.

A unha está sujeita a infecção por fungos e bactérias. Pacientes debilitados, atletas que estão constantemente machucando-as durante os exercícios e mulheres que tiram as cutículas (os conhecidos "bifes") apresentam uma quebra da barreira natural, permitindo a entrada desses agentes que, posteriormente, vão causar doenças.

As doenças infecciosas mais comuns que acometem as unhas são as micoses, causadas por fungos ou leveduras. As onicomicoses, como são chamadas, podem provocar espessamento e coloração amarelo-acastanhada, muitas vezes descolando o leito ungueal. Para o tratamento das onicomicoses, consideram-se o grau de alteração, a idade, doenças concomitantes e medicações em uso. Usamos medicações orais e tópicas (esmaltes), por períodos de 3 a 6 meses.

Para tratamento médico, são usados esmaltes ou medicação antifúngica via oral por períodos prolongados.

Outra queixa comum nos consultórios é a presença de manchas brancas nas unhas, muitas vezes atribuídas à falta de cálcio, o que não é verdade. Essas manchas brancas podem ter causas variadas, como doenças renais ou dermatológicas, porém as mais comuns são os traumas. Pequenos traumatismos, muitas vezes desprezados no dia a dia, são os responsáveis por essa ocorrência tão comum.

A cutícula também é frequentemente sede de infecções, levando à paroníquia, também chamada popularmente de "unheiro" ou "doença das lavadeiras". Caracteriza-se por um inchaço doloroso e vermelho, eritematoso do tecido periungueal com ausência de cutícula, deixando uma passagem livre para o compartimento abaixo da prega ungueal. Tem como fatores desencadeantes principalmente a umidade e a utilização de produtos químicos. São facilmente tratados mediante uso rigoroso de luvas durante atividades domésticas, garantindo a secagem das mesmas. Recomenda-se o uso de cremes ou soluções tópicas de antibióticos e antifúngicos. Portanto, manter as unhas sempre limpas e secas faz parte da higiene pessoal, contribuindo para manter uma boa saúde das mesmas.

Infelizmente, ainda nos dia de hoje, observamos que o hábito de roer unhas, apesar de causar um constrangimento estético, é visto com certa frequência. Esmaltes e cremes à base de substâncias de gosto desagradável são utilizados para o tratamento, mas, às vezes, somente a terapia ajuda a controlar a ansiedade, melhorando o quadro. Dependendo da intensidade da destruição, deformidades permanentes podem ocorrer.

As unhas encravadas tiram o sono de muitos pacientes. São extremamente dolorosas e podem facilmente estragar um dia de trabalho ou uma boa noite de sono. Normalmente, resultam de técnica inadequada para cortar as unhas: o paciente corta excessivamente os cantos das unhas fazendo com que restos das mesmas penetrem e machuquem a dobra ungueal, levando, assim, à formação de um tecido de granulação, de superfície sangrante. As gestantes apresentam tendência para unha encravada, precisando de maior cuidado para o corte das unhas. Existem técnicas especiais com o uso de pequenas próteses de silicone para evitar o encravamento. Em casos graves, a cirurgia para retirada do canto da unha é a melhor solução.

Dicas
- Manter as unhas sempre limpas, bem cortadas e, de preferência, com o formato quadrado.
- Evitar retirar excessos de cutícula.
- Evitar usar objetos pontiagudos na manicure.
- No trabalho doméstico, o uso de luvas de borracha evita agressões desnecessárias. Usar luvas para manipular produtos químicos.
- Usar cremes hidratantes nas mãos, unhas e cutículas todos os dias.
- Preferir removedores oleosos de esmaltes.
- Manter mãos e pés sempre bem secos.
- Ter instrumental próprio para a manicure.
- Percebendo alterações nas unhas, procurar o mais rápido possível um profissional capacitado para esclarecer o problema.

Beleza levada a sério

As unhas podem refletir problemas internos. Veja algumas alterações na tabela abaixo:

Doenças	Alterações nas unhas
Anemia	Unhas quebradiças, secas, opacas, sulcos transversais (vários), coiloniguia (formato côncavo da unha), onicólise (descolamento distal).
Doenças cardíacas	Unhas curvadas para baixo, alargadas, coloração arroxeada e pontos arrozeados.
Doenças renais	Engrossamento das unhas, coloração amarelada ou acinzentada, linhas transversais esbranquiçadas, unha metade marrom, metade clara.
Doenças hepáticas	Unhas de Terry – ocorre na cirrose. Cor esbranquiçada na parte proximal e coloração normal na parte distal, unha pálida amarelada, arredondamento e aumento da unha.
Doenças gastrintestinais	Pontos hemorrágicos, unhas doloridas, frágeis e que se deslocam da parte distal ou descamam.
Diabete	Unhas avermelhadas e com vasos na pele, engrossamento e endurecimento das pontas dos dedos.
Hipertiroidismo (doença da tireoide)	Afinamento e enfraquecimento das unhas, deslocamento de sua parte distal, abaulamento.
Hipotiroidismo	Unhas opacas, engrossamento.
Lúpus eritematosos	Hemorragia da cutícula, manchas brancas, depressões puntiformes e deslocamento da parte distal da unha.
Reumatismo	Unhas amareladas, sulcos transversais, lúnula avermelhada e engrossamento sob a unha.
Leucemia	Unha quebradiça, hiperqueratose (engrossamento) ou perda total da unha.
AIDS	Infecção das unhas por fungos e cândida, vírus, herpes e Sarcoma de Kaposi (tumor vascular).

Depilação

- Qual o melhor método de depilação?
- A depilação a laser funciona?
- Existem métodos novos para depilação?

A retirada de pelos de algumas regiões do corpo é um fator cultural de algumas populações. No Brasil, as mulheres têm o costume de realizar a depilação, sendo considerada estranha e inestética a permanência dos mesmos em locais como axilas, pernas e virilha. O processo de depilação é conhecido desde o Egito Antigo, quando eram usados artifícios como fios, ceras e cremes. Desde então, vários outros métodos têm sido utilizados ao longo do tempo para promover a retirada dos pelos indesejáveis. Entre eles, um dos mais comuns consiste em arrancá-los. Para isso, podem ser usadas ceras que aderem ao pelo, o qual é puxado para fora da pele.

Outro método é cortar os pelos por meio de lâminas, que podem ser manuais ou mecânicas (aparelhos de depilação elétricos), que nada mais são do que métodos de arranque por pinçamento (a própria pinça é um desses métodos).

Existe a técnica da eletrodepilação, feita com um aparelho que tem uma agulha na ponta, a qual emite uma corrente elétrica que destrói o pelo. Ele volta a nascer com o tempo.

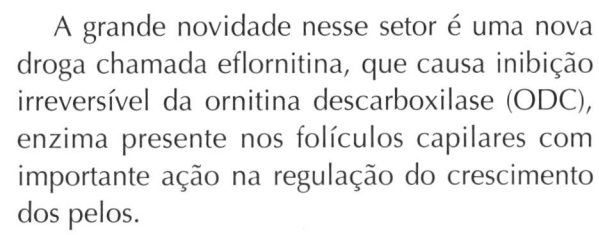

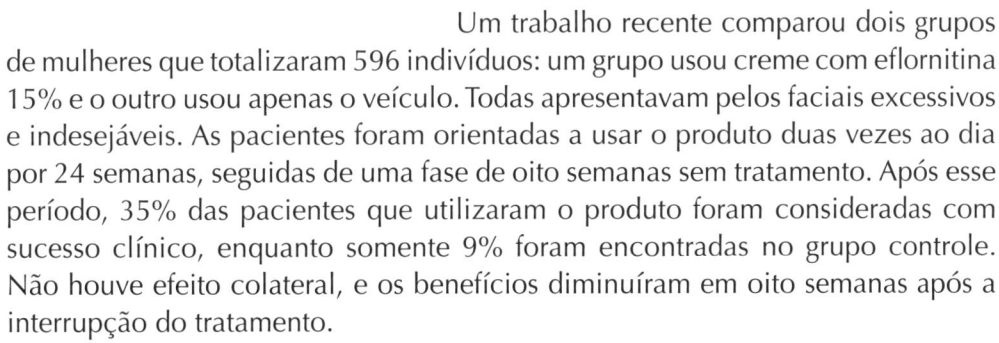

A grande novidade nesse setor é uma nova droga chamada eflornitina, que causa inibição irreversível da ornitina descarboxilase (ODC), enzima presente nos folículos capilares com importante ação na regulação do crescimento dos pelos.

Um trabalho recente comparou dois grupos de mulheres que totalizaram 596 indivíduos: um grupo usou creme com eflornitina 15% e o outro usou apenas o veículo. Todas apresentavam pelos faciais excessivos e indesejáveis. As pacientes foram orientadas a usar o produto duas vezes ao dia por 24 semanas, seguidas de uma fase de oito semanas sem tratamento. Após esse período, 35% das pacientes que utilizaram o produto foram consideradas com sucesso clínico, enquanto somente 9% foram encontradas no grupo controle. Não houve efeito colateral, e os benefícios diminuíram em oito semanas após a interrupção do tratamento.

O que se pode considerar como mais moderno para remoção de pelos é a utilização do *laser*, aparelho emissor de uma luz especial, que causa fototermólise seletiva, destruindo o folículo piloso e retardando o aparecimento de uma nova haste capilar.

Beleza levada a sério

Glândula sebácea

Folículo pilossebáceo

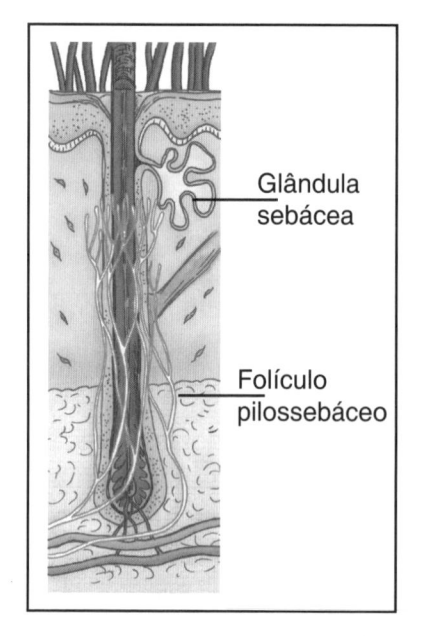

O alvo específico da luz do *laser* é o pigmento concentrado na raiz do folículo piloso. Para atingi-lo, o *laser* tem de atravessar as camadas mais superficiais da pele. No trajeto, ele pode ter afinidade com outras estruturas pigmentadas (escuras), como é o caso da célula da pigmentação, denominada melanócito e que produz a melanina.

Esse fato explica por que é mais difícil a depilação definitiva em paciente de pele morena ou negra. Em contrapartida, quanto mais contraste houver entre a pele (branca) e o pelo (escuro), melhor será o resultado geral da depilação. Peles muito claras, com pelos grossos e escuros apresentam resultados mais satisfatórios com a depilação a *laser*.

Quando a pele estiver bronzeada e, portanto, mais escura, é desaconselhável a depilação a *laser*. Isso ocorre porque esse método pode confundir o pigmento e irradiar calor para a pele bronzeada, causando queimaduras.

Cerca de 10 a 15% dos pelos da região onde é feita a depilação (virilha, perna ou rosto) nunca são atingidos, porque não são identificados pela luz do *laser*. Isso ocorre porque, na fase de queda, a raiz torna-se mais clara (fase telógena).

A depilação a *laser* é um tratamento eficaz e duradouro. Na região da virilha e nas axilas, geralmente são necessárias de quatro a cinco sessões, com intervalos mensais. A região da perna pode necessitar de três a quatro sessões. A região do buço e queixo é mais resistente, precisando de sete a oito sessões. Devido às características e ao custo desse procedimento, é importante a indicação médica para iniciar esse tipo de tratamento.

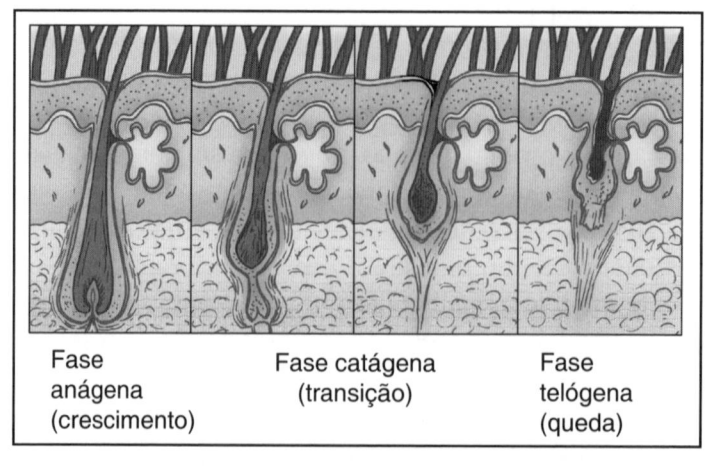

Fase anágena (crescimento)

Fase catágena (transição)

Fase telógena (queda)

Elaborado por:
Carolina Reato Marçon

Transpiração

- Por que produzimos suor?
- Como tratar o excesso de suor?
- Por que o cheiro do suor é forte?

O suor é um líquido produzido pelas glândulas sudoríparas da pele para manter a temperatura do corpo, ou seja, suamos para perder calor. Depois de tomar remédio contra a febre, por exemplo, suamos tanto que ficamos molhados e gelados para o corpo voltar à temperatura normal.

Como animais de sangue quente, nossa temperatura deve ficar entre 36 e 42 °C. Se a temperatura descer ou subir além desses limites, as células não funcionam e morrem. Daí a importância da transpiração.

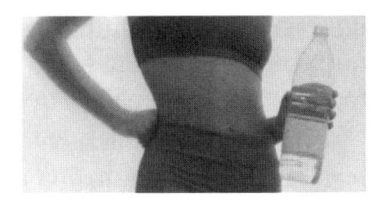

A quantidade de suor produzida por uma pessoa varia segundo idade, sexo, raça e local de moradia. Os estímulos que influenciam as glândulas sudoríparas são calor externo, exercício físico, vários tipos de doenças e alterações emocionais.

É bom lembrar que o suor não tem cheiro nenhum ao atingir a superfície da cútis, sendo formado por água, eletrólitos, toxinas e alguns elementos, como remédios ou alimentos ingeridos pela pessoa. É na pele que se dá o crescimento bacteriano que exala o odor desagradável; esse cheiro se deve às bactérias e não ao suor propriamente dito (chamado de bromidrose).

Quanto maior a quantidade de suor produzido e o tempo que ele permanece na pele, maior e mais forte é o odor da transpiração. Por essa razão, locais mais abafados, roupas e sapatos inadequados estimulam o crescimento bacteriano, aumentando, assim, o cheiro desagradável. Estresse ou alterações emocionais também aumentam muito a produção de suor nas mãos, pés e axilas.

O aumento excessivo do suor (hiper-hidrose) acaba atrapalhando até a vida social da pessoa. A sudorese excessiva pode ocorrer nas axilas, deixando a roupa manchada e com cheiro mais forte, ou pode acontecer nos pés ou nas mãos. Neste último caso, as mãos ficam constantemente molhadas, dificultando a realização de determinados tipos de trabalho, como escrever, digitar etc. Em geral, não há casos de doenças associadas à hiper-hidrose, e ela está ligada a uma tendência pessoal ou a uma situação de estresse com muita ansiedade.

Contudo, os casos de hiper-hidrose nas axilas, por exemplo, podem ser revertidos com cirurgia específica, que consiste em corte na pele e retirada de uma quantidade de glândulas. Trata-se de uma cirurgia relativamente simples, feita pelos dermatologistas. O resultado é bastante satisfatório, com significativa diminuição da sudorese.

Beleza levada a sério

Os casos de hiper-hidrose nas mãos ou nos pés são mais difíceis de serem solucionados. O tratamento local com produtos específicos, muitas vezes, não consegue controlar o problema. Mas existe um tipo de tratamento para a sudorese excessiva, que é feito com aparelho elétrico à base de ionização. Nesse procedimento, a pessoa tem de colocar as mãos, os pés, ou ambos, duas vezes ao dia, no aparelho que, ao ser ligado, provoca uma modificação na pele, diminuindo a sudorese por meio da diminuição do óstio glandular. Com o tempo, a sudorese diminui, porém, com a parada do tratamento, pode retornar.

Outra opção de tratamento para hiper-hidrose é o uso da toxina botulínica, substância derivada de uma bactéria, que é utilizada como medicação em vários tipos de doença e até para fins estéticos. Essa toxina bloqueia a ação da acetilcolina, que é necessária para a sudorese. Ela é aplicada com agulha, ponto a ponto, em toda a região das mãos e dos pés e, se for o caso, nas axilas.

Com o bloqueio da acetilcolina, há uma suspensão de cerca de 80% da sudorese nos locais em que a toxina é aplicada, sem causar nenhum efeito colateral, uma vez que a pessoa continua suando no restante do corpo. Na realidade, o tratamento inibe o excesso de suor e tem duração de, em média, oito meses.

O mais importante é procurar o serviço especializado que possa diagnosticar cada caso e optar pelo melhor tratamento.

Sinais do Tempo

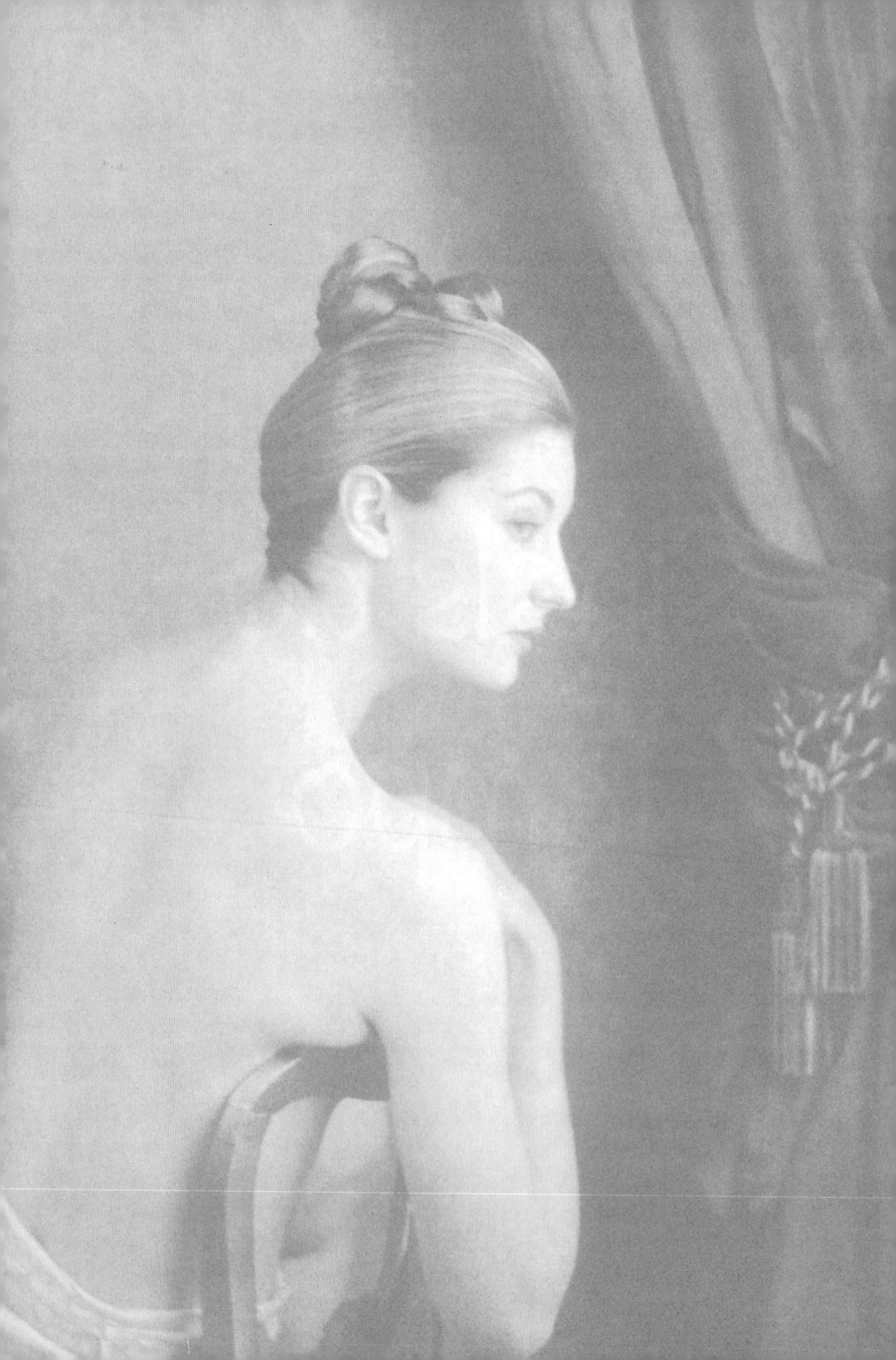

Tratamentos para o Rosto
- Os cremes contra envelhecimento funcionam?
- É perigoso usar ácidos? Como utilizá-los?
- O que são antioxidantes? Como eles podem prevenir o envelhecimento?

Envelhecer é um processo natural que, hoje, pode ser atenuado e encarado sem traumas, com cuidados adequados e hábitos saudáveis como boa alimentação e atividade física regular. O aumento na expectativa de vida fez com que as pessoas atingissem 80 ou mesmo 90 anos com relativa facilidade, idade em que o impacto do envelhecimento é intenso não apenas na aparência, mas, principalmente, na qualidade de vida. A prevenção iniciada tão logo os primeiros sinais de envelhecimento apareçam é a melhor estratégia para se chegar à terceira idade com saúde, beleza e autoestima.

Muitas teorias tentam explicar os mecanismos pelos quais envelhecemos. Entretanto, ainda não se conhece totalmente esse processo. Fatores genéticos, raciais, ambientais e individuais são variáveis que confluem para um resultado final particular de cada indivíduo. Para uma melhor compreensão, algumas alterações merecem ser explicadas.

O envelhecimento deve ser visto como um evento global que ocorre ao longo de muitos anos. A célula jovem possui mecanismos de defesa contra as diversas adversidades do meio ambiente às quais estamos submetidos. Porém, esses mecanismos de defesa estão programados para um dia acabar, e é esta redução na atividade das células que observamos em indivíduos mais velhos. Há redução na produção de hormônios essenciais, deficiências imunológicas que favorecem infecções, distúrbios neurológicos, dentre outros.

Avanços científicos nos permitem afirmar que os grandes vilões das mudanças nocivas ao corpo humano sejam os radicais livres. Essas substâncias são moléculas de oxigênio altamente reativas que interferem nas diversas reações metabólicas das células. Sua produção está relacionada, por exemplo, à radiação ultravioleta, alimentação inadequada, tabagismo, sedentarismo, estresse e doenças. Muitos tratamentos antienvelhecimento disponíveis hoje têm como objetivo reduzir a produção dos radicais livres ou reduzir os efeitos dos mesmos.

No que diz respeito à pele, didaticamente, temos o envelhecimento intrínseco ou cronológico e o envelhecimento extrínseco ou fotoenvelhecimento. O primeiro é caracterizado por alterações cronológicas, ou seja, que acontecem com o avançar da idade e, dessa forma, é muito pouco modificável. Já o fotoenvelhecimento é aquele que decorre principalmente da exposição cumulativa à radiação ultravioleta presente na luz do sol. Essa exposição é a grande responsável pelo envelhecimento da pele, caracterizado por manchas e rugas, e também pelo aparecimento do câncer de pele.

Promover proteção contra o sol e atenuar os efeitos nocivos dos radicais livres são as principais armas para nos mantermos jovens por mais tempo. Várias categorias de produtos e tratamentos estão disponíveis:

Cosméticos: produtos de uso livre cuja formulação visa deixar a pele mais bonita e mais jovem. Entretanto, seus efeitos não são cientificamente comprovados e não modificam de maneira significativa as condições fisiológicas da pele.

Cosmecêuticos: produtos intermediários entre cosméticos e medicamentos. São capazes de promover mudanças estruturais na pele. Em geral, são prescritos por médicos.

Medicamentos: substâncias de uso restrito que necessitam ser prescritas por um médico. Possuem efeitos bem definidos sobre a pele e são capazes de interferir nos processos fisiológicos cutâneos.

A substância mais conhecida e estudada para tratar o envelhecimento é o ácido retinoico, também conhecido como tretinoína. Trata-se de um derivado da vitamina A que desempenha diversas ações na pele humana ao se ligar a seu receptor específico presente nas células. É capaz de melhorar a troca celular da camada mais superficial da pele (epiderme), promove estímulo para a produção de colágeno na camada média da pele (derme superficial) — o que garante melhora na aparência da mesma — e possui discreto efeito clareador nas manchas, além de permitir que outras substâncias utilizadas em conjunto sejam mais bem absorvidas. É considerado um medicamento e deve ser prescrito por médico. Seu uso pode trazer riscos ao feto e, por isso, está contraindicado durante a gestação. Em geral, é utilizado em baixas concentrações durante a noite, uma vez que pode deixar a pele mais sensível ao sol e causar irritação. Existem outros derivados da vitamina A para o tratamento do envelhecimento da pele, tais como adapaleno, isotretinoina e tazaroteno. Possuem menor capacidade irritativa, com efeito terapêutico menos intenso. O retinaldeído ou mesmo o retinol (vitamina A) também estão presentes em vários produtos anti-idade. São menos eficazes e com melhor perfil de tolerância.

Os alfa-hidroxiácidos, como ácido glicólico, mandélico e lático, são encontrados na natureza e usados como agentes antienvelhecimento. O mais conhecido deles é o ácido glicólico, que pode ser usado para tratamento domiciliar na concentração de até 10% ou para *peeling* químico, na concentração de 20 a 70%. Seu efeito é sobre a epiderme (queratolítico) e promove melhora na textura da pele, que fica mais homogênea. Também é utilizado no tratamento da acne por sua capacidade de reduzir a formação dos cravos. Não possui efeito de estímulo ao colágeno comprovado.

Os antioxidantes são substâncias neutralizadoras de radicais livres. Existem inúmeras substâncias com esse perfil para o tratamento da pele. Uma das mais poderosas e utilizadas é a vitamina C (ácido ascórbico), que pode ser prescrita nas concentrações de 5 a 10%. Entretanto, é uma molécula bastante instável e de difícil manipulação em cremes. A forma ácido L-ascórbico é a mais estável. Além do efeito antioxidante que combate os efeitos nocivos dos radicais livres, também possui ação clareadora na pele. A vitamina E é igualmente um antioxidante amplamente utilizado. Possui também efeito hidratante, e seu uso combinado com a vitamina C potencializa o efeito de ambas.

O DMAE ou deanol (dimetilaminoetanol) é uma substância encontrada no próprio corpo humano e também em alguns peixes como sardinha e anchova. Trata-se de um ativo antienvelhecimento que atua melhorando a flacidez, apesar de seu exato mecanismo de ação permanecer indefinido. Pode ser usado em creme, loção ou gel nas concentrações de 3 a 10%, preferencialmente à noite.

O ácido hialurônico também é um constituinte natural da célula humana e pode ser usado na forma tópica, com importante efeito hidratante. As concentrações variam de 2 a 8%.

O ácido alfa-lipoico protege a membrana celular e também o núcleo por sua propriedade de ser facilmente absorvido através da membrana plasmática. Tem efeito antioxidante e anti-inflamatório, sendo boa opção para edema e bolsas oculares. Concentrações variam de 0,05 a 2%.

O matrixyl (palmitoil-pentapeptídeo-4) é um peptídeo com efeito de estímulo ao colágeno demonstrado *in vitro*. Tem eficácia semelhante ao retinol e baixo potencial irritativo, de acordo com alguns estudos publicados. As concentrações usuais vão de 2 a 4%.

O argireline (acetil-hexapeptídeo) é um peptídeo derivado do SNAP-25, um substrato da toxina botulínica. Seu efeito foi demonstrado *in vitro* e *in vivo* na musculatura da mímica facial, responsável por rugas de expressão, sobretudo na área dos olhos. Entretanto, estudo clínicos em humanos com bom nível de evidência ainda não foram publicados.

A crescente procura por novos ingredientes levou a indústria farmacêutica a um enorme investimento em pesquisas clínicas com lançamentos diários de várias substâncias que prometem retardar os sinais do tempo. Porém, muitas vezes, nos deparamos com falsas promessas e com produtos sem nenhuma comprovação de eficácia. Cabe ao dermatologista orientar e selecionar o que realmente funciona, para que possa oferecer ao paciente um tratamento ético e eficaz.

Dicas para o tratamento do envelhecimento cutâneo

- O filtro solar deve ser usado diariamente e ser reaplicado pelo menos duas vezes ao longo do dia.
- A limpeza adequada deve ser feita antes da aplicação dos produtos.
- Cremes que contêm ácidos devem ser usados no período noturno.
- O uso alternado de diferentes componentes pode reduzir o aparecimento de irritações.
- Na presença de qualquer reação na pele, o médico dermatologista deve ser consultado.
- O ideal é que o tratamento seja feito sob supervisão médica.
- Cada caso é um caso e merece atenção especial.

Elaborado por:
Thiago Vinicius Ribeiro Cunha

Peeling

- O que é *peeling*?
- Para que serve o *peeling*?
- Existe algum risco de se fazer um *peeling*?

A tradução mais apropriada para a palavra inglesa *peeling* seria "descamação". O *peeling* químico consiste na aplicação tópica de determinadas substâncias químicas capazes de provocar reações que vão desde uma leve descamação à necrose da derme superficial, com remoção da pele em diferentes graus de profundidade, de maneira controlada e previsível. Isso significa que há descamação e troca da pele para o tratamento de manchas, acne e linhas de expressão.

Quando bem indicado, o *peeling* pode promover resultados excepcionais, sobretudo no fotoenvelhecimento. Deve ser realizado preferencialmente no inverno, para que o excesso de sol não prejudique a recuperação da pele.

Este procedimento é utilizado para o tratamento de alterações como: manchas (como o melasma), acne ativa e cicatricial, envelhecimento e lesões provocadas pelo sol. Também podem ser indicados para tratamento corporal em locais como pescoço, colo e braços. Deve-se atentar que a pele do corpo tem maior dificuldade na cicatrização, e complicações podem ocorrer.

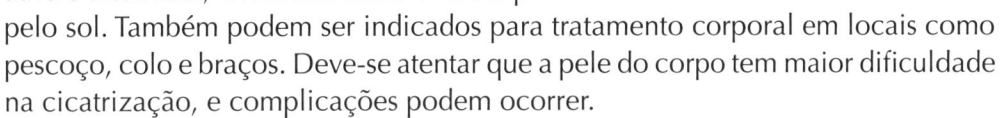

Os *peelings* são classificados de acordo com a profundidade de penetração nas diferentes camadas da pele. Dessa forma, tem-se o *peeling* superficial, médio e profundo. Esse critério, porém, não é absoluto, pois um mesmo agente numa mesma concentração poderá se comportar de maneira diferente, de acordo com a espessura da pele, por exemplo.

Peeling superficial

Age na epiderme, camada mais superficial da pele, e não apresenta grandes problemas após sua aplicação. Pode ser realizado com as seguintes substâncias:

- Ácido retinoico
- Ácido glicólico
- Ácido tricloroacético
- Ácido salicílico
- Pasta de resorcina

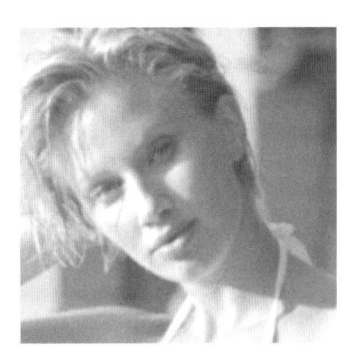

Peeling médio

Provoca a destruição dos tecidos, removendo parcial ou totalmente a epiderme e atingindo a derme superficial; por isso, há estímulo da produção de colágeno por até dois meses após sua realização. Pode ser feito com os seguintes ativos:

- Ácido glicólico 40 a 70% (2 a 20 minutos de contato).
- Ácido tricloroacético 35% + solução de Jessner.
- Ácido tricloroacético 35% + ácido glicólico 70%.
- Ácido pirúvico 60 a 90%.
- Fenol 88%.

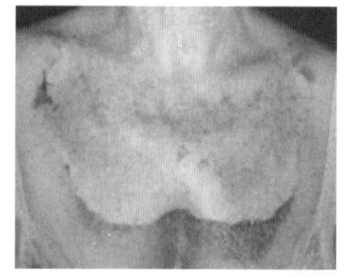

Peeling profundo

Destrói totalmente a epiderme, e sua profundidade atinge o nível da derme média. Apresenta riscos maiores de complicações como hipocromias (manchas brancas), hipercromias (manchas escuras), cicatrizes e infecções como herpes. Podem ser utilizados:

- Ácido tricloroacético 50%.
- Fenol (fórmula de Baker).

A indicação médica é a questão mais importante na realização do *peeling* químico. O médico deve ser experiente e analisar individualmente cada paciente de acordo com suas características particulares. A pele da face, devido à presença de maior número de folículos sebáceos, se regenera facilmente, uma vez que esses folículos agem como unidades de reserva muito importantes para a cicatrização.

O paciente, por sua vez, deve entender o processo, conhecer suas etapas, limitações, duração da recuperação e ter uma expectativa real do resultado.

Pessoas de pele mais clara tendem a ter menos complicações, mas as de pele morena também podem ser tratadas com *peeling* com os devidos cuidados. *Peelings* médios e profundos não estão indicados para a pele negra.

Preparo da pele

Rotineiramente, deve-se preparar a pele antes da realização de um *peeling* químico. É um período que pode ser de alguns dias ou semanas e inclui hidratação, proteção solar, eliminação de manchas preexistentes e redução suave da espessura da camada córnea, o que vai permitir maior penetração dos ativos do *peeling*. Isso é conseguido por meio do uso de cremes à base de ácido retinoico e hidroquinona. O ácido retinoico melhora a capacidade de cicatrização ao aumentar a proliferação de queratinócitos, provoca angiogênese e neocolagênese (proliferação de vasos sanguíneos e colágeno, respectivamente). A hidroquinona diminui a capacidade responsiva dos melanócitos, sendo essencial para evitar a hiperpigmentação pós--inflamatória (manchas escuras).

Todo paciente, mesmo sem história prévia de infecção pelo vírus do herpes, deve ser medicado com antivirais antes e após a realização de *peelings* médios ou profundos. Isso é necessário devido à grande agressão a qual a pele é exposta e que facilita a proliferação viral.

Peelings superficiais

Os *peelings* superficiais, em geral, são realizados com intervalos que variam de uma semana a 15 dias, numa série de quatro a seis sessões. Sua aplicação é feita sobre a pele do rosto limpo e desengordurado, e o tempo de permanência depende da substância utilizada. As principais indicações são para rugas muito suaves, manchas superficiais e acne leve. A seguir, uma descrição dos agentes mais utilizados:

- **Ácido retinoico (1 a 5%):** retinoide derivado da vitamina A cujo efeito é a proliferação das células da epiderme e estímulo de colágeno. Tem aspecto amarelado, e a aplicação é indolor, devendo permanecer no rosto por 6 a 12 horas e ser removido com água após esse período.
- **Ácido glicólico:** alfa-hidroxiácido usado na concentração de 40 a 70% com efeito sobre a epiderme. Sua ação depende do tempo de contato com a pele, em média, 5 minutos. Após esse período, deve ser neutralizado com água ou bicarbonato de sódio.
- **Ácido tricloroacético:** *peeling* superficial 10 a 30%; médio 30 a 40%; profundo 50%. É o agente mais utilizado para *peelings* e pode ser usado em associação com outros agentes. Após aplicação, observa-se um *"frost"* (branqueamento) na face, devido à coagulação de proteínas. Provoca ardência na pele, o que pode ser atenuado com uso de compressas úmidas. Após o *peeling,* forma-se crosta escura que se destaca totalmente, em média, após uma semana.
- **Ácido salicílico (20 a 30%):** agente queratolítico, com aspecto claro transparente e homogêneo. Provoca um ardor intenso nos primeiros 2-3 minutos da aplicação que corresponde à precipitação dos sais; após essa precipitação, a dor diminui e não há mais penetração. Sua principal indicação é a pele oleosa e acneica. Está contraindicado em indivíduos alérgicos ao ácido acetilsalicílico (aspirina).
- **Solução de Jessner:** solução alcoólica que mistura um alfa-hidroxiácido, resorcina e ácido salicílico. Apresenta coloração clara com cheiro característico. Sua aplicação provoca discreto avermelhamento (eritema) e ardor; com mais passadas, o eritema torna-se intenso. Proporciona leve descamação dias após a aplicação.

- **Pasta de resorcina:** substância derivada do fenol de consistência pastosa e com grânulos. É aplicada com espátula, de forma homogênea em todo o rosto, devendo permanecer de 5 a 20 minutos. Pode ocorrer um leve ardor e sensação de formigamento. Deve ser removida em seguida. Pode ocorrer descamação fina.

Peelings médios

Em geral, são aplicados uma única vez, mas podem ser repetidos a cada dois ou três meses. Logo após sua aplicação, ocorre um branqueamento da pele seguido por eritema e, posteriormente, escurecimento da pele. Em média, o escurecimento da pele permanece por cerca de uma semana. Este *peeling* atenua rugas e linhas finas de expressão, cicatriz de acne e ceratoses actínicas. A associação do ácido tricloroacético e solução de Jessner é a mais utilizada.

Peelings profundos

O *peeling* profundo mais utilizado é o de fenol. O paciente deve ser submetido a uma sedação leve e, após limpeza e desengorduramento da pele, inicia-se a aplicação da solução, que é realizada por áreas: região frontal (testa), região infraorbitária, região malar (bochechas) e, por último, a região da boca e queixo, com intervalo de 20 minutos entre os segmentos da face. Ocorre o *frost* (branqueamento) acompanhado de ardência leve a intensa. Utiliza-se uma máscara de esparadrapo após o procedimento, que permanece por 48 horas. Pode haver dor no pós-operatório que pode ser tratada com analgésicos e anti-inflamatórios. Está indicado no envelhecimento severo. Atualmente, vem sendo cada vez menos utilizado devido à recuperação lenta que priva o indivíduo de suas atividades. O *laser* fracionado e ablativo de CO_2 tornou-se a modalidade mais utilizada no rejuvenescimento da pele madura.

Complicações

A realização do *peeling* químico está sujeita a complicações que são mais frequentes e mais graves nos *peelings* mais profundos. As principais complicações são: eritema, hiper e hipopigmentação, cicatriz, infecção, coceira e dor. O eritema (avermelhamento) sempre ocorre no pós-operatório dos *peelings* devido à vasodilatação e afinamento da pele, sendo, nesses casos, transitórios.

A hiperpigmentação é decorrente do processo inflamatório causado pela agressão química e ocorre mais frequentemente em pacientes de pele morena. Essa complicação deve ser tratada com clareadores como a hidroquinona e uma proteção solar adequada.

A cicatriz hipertrófica é mais frequente nos *peelings* profundos e pode ocorrer também em áreas de pele fina como a pálpebra. Deve ser tratada com infiltração de corticosteroides e placas de silicone.

A hipopigmentação também é observada em *peelings* profundos e é causada pela destruição de melanócitos durante o processo inflamatório. Nestes casos, o tratamento é um grande desafio.

A infecção está associada à umidade das crostas e pode ser evitada com uso de pomadas de antibiótico. A infecção por vírus do herpes ocorre em pacientes predispostos, devido à quebra da barreira cutânea e fragilidade da pele. Pode ser evitada com uso de antiviral preventivo.

O *peeling* químico é um procedimento médico. Somente o especialista é capaz de escolher o melhor produto químico na concentração adequada e dominar a técnica de aplicação, bem como tratar eventuais efeitos adversos e complicações. Mesmo no caso dos *peelings* superficiais, é importante avaliar a capacidade de resposta e a cicatrização da pele, além da relação custo-benefício do procedimento em questão.

Elaborado por:
Thiago Vinicius Ribeiro Cunha

Preenchimentos

- O que é preenchimento?
- Quanto tempo dura o efeito do preenchimento?
- Quais são os riscos?

A procura por tratamentos estéticos permitiu o desenvolvimento de diferentes tratamentos para retardar o envelhecimento, e a combinação de diferentes técnicas é a melhor forma de se conseguir uma pele bonita e jovem. Entretanto, a grande oferta de possibilidades também pode fazer com que haja exageros com resultados muitas vezes desastrosos. A regra para a estética é o bom senso; o que se deseja é um resultado natural e harmônico. A boa notícia é que isso é perfeitamente possível.

Não é apenas uma pele sem rugas ou manchas que confere à pessoa uma aparência mais jovem. Com o tempo, ocorre perda do colágeno e da gordura subcutânea, o que resulta em flacidez com progressivo comprometimento do volume facial. Para entendermos melhor, podemos imaginar que o rosto jovem se caracteriza por uma pirâmide invertida cuja base se localiza na região das bochechas e o ápice é representado pelo queixo. Com o envelhecimento, há uma inversão da pirâmide com acúmulo de gordura na região da mandíbula. Entender este processo é fundamental para se compreender a utilidade dos preenchedores, que é a reposição do volume perdido.

Preenchedores são substâncias de uso médico, aplicadas através de injeção direta na pele em consultórios. É necessária assepsia correta do local a ser tratado e a anestesia é feita por injeção ou por cremes anestésicos. Sua duração é variável e depende da substância utilizada, mas, em média, dura cerca de oito a dez meses.

A substância mais utilizada atualmente é o ácido hialurônico. Ela é encontrada naturalmente no corpo humano e, por isso, as chances de rejeição são mínimas e seu efeito não é definitivo, sendo eliminado pelo corpo após algum tempo, cerca de oito a dez meses. O ácido hialurônico não é capaz de estimular o colágeno diretamente, mas "puxa" água para o local onde foi injetado e, dessa forma, repõe o volume perdido. As maiores indicações são os sulcos naso-genianos (bigode chinês) e rugas periorais (marionete), porém pode ser usado em muitas outras áreas da face.

Outras substâncias podem ser usadas para preencher; a hidroxiapatita de cálcio é considerada um preenchedor de longa duração e possui capacidade de estímulo à produção de colágeno, o que melhora a textura da pele. O polimetil-metacrilato, é um preenchedor definitivo utilizado em grandes perdas de gordura, como, por exemplo, na lipodistrofia medicamentosa. O silicone e o colágeno propriamente dito não são utilizados atualmente por não garantirem resultados satisfatórios ou por não serem moléculas estáveis e seguras. Novos lançamentos de agentes preenchedores são constantes; entretanto, todos eles precisam de comprovação científica e de aprovação da vigilância sanitária e do Ministério da Saúde para serem utilizados.

O procedimento deve ser feito por médico qualificado, geralmente dermatologista e cirurgião plástico, em consultório adequado. Não há necessidade de preparar pele para a realização do preenchimento, diferentemente dos *peelings* químicos. A aplicação é feita através da injeção direta da substância na pele previamente anestesiada, com uma agulha especial. No pós-operatório, pode ocorrer inchaço, vermelhidão e, principalmente, hematomas, devido à ruptura de vasos sanguíneos. Esses efeitos são transitórios e dependem da quantidade utilizada do produto, da técnica da aplicação e das características individuais do paciente. Em caso de acúmulo de preenchedor aplicado em excesso, pode-se utilizar a hialuronidase, substância capaz de remover o preenchedor ácido hialurônico. O resultado final pode ser observado cerca de 20 dias após a aplicação, e complementações poderão ser realizadas.

Algumas regras são importantes na utilização destas substâncias:

- O preenchedor deve ser compatível com a pele e aprovado pelo Ministério da Saúde para utilização.
- O preenchimento deve ser utilizado por médico especialista em dermatologia ou cirurgia plástica em consultório apropriado.
- O procedimento deve ser bem explicado, elucidando o tipo de anestesia, dor e efeitos imediatos e tardios.
- Deve haver respeito e confiança na relação médico-paciente.
- Converse sobre o resultado estético previsto e sua duração.
- Avise ao médico sobre outros preenchedores já aplicados no mesmo local a ser tratado.
- Compareça aos retornos programados para acompanhamento.

É fundamental discutir com o médico qual o melhor preenchedor, a indicação, o quanto pode haver de melhora, duração do resultado, custos do procedimento, contraindicações e efeitos adversos. O procedimento deve ser feito por médico especializado em dermatologia ou cirurgia plástica, e o produto deve ter o registro da Anvisa. É importante estar consciente de que o preenchedor é um dos trata-

Beleza levada a sério

mentos disponíveis para rugas, sulcos e cicatrizes, e a combinação de diferentes tratamentos é a responsável por um resultado final satisfatório que deve ser natural e sem exageros. Lembre-se de esclarecer todas as dúvidas antes de se submeter à aplicação.

Elaborado por:
Thiago Vinicius Ribeiro Cunha

Toxina Botulínica – Mitos e Verdades

- Qual é a melhor idade para aplicar a toxina botulínica?
- Como ela age nas rugas?
- Posso fazer toxina sempre?

Os primeiros estudos consistentes do uso da toxina botulínica para fins estéticos e terapêuticos datam da década de 1980. Desde então, sua aplicação para tratamento das rugas de expressão se tornou popular e utilizada em todo o mundo. É importante conhecer o embasamento científico, a técnica de aplicação e os cuidados desse procedimento médico.

A toxina botulínica é produzida pela bactéria *Clostridium botulinum* e provoca relaxamento muscular pela inibição da liberação de uma substância química chamada acetilcolina, na junção entre o nervo e o músculo (placa neuromuscular). Isso faz com que o músculo não contraia, permanecendo relaxado ou paralisado.

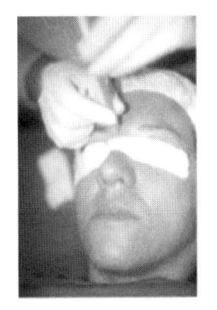

Trata-se de um procedimento que tem por objetivo tratar e, principalmente, prevenir as rugas de expressão como pés de galinha, rugas da testa e do cenho (glabela). É importante salientar que a toxina botulínica age na ruga dinâmica, ou seja, naquela ruga que aparece durante a contração dos músculos da mímica facial. Ela apresenta pouco ou nenhum efeito sobre as rugas de repouso, ou seja, aquelas já visíveis mesmo na ausência de contração dos músculos da mímica facial. Isso é um fator de confusão, pois acredita-se que a toxina trata todas as rugas, o que não é verdade. A proposta é prevenir as rugas de repouso ao tratar as rugas dinâmicas e, por isso, a melhor idade para sua utilização é, em geral, a partir dos 30 anos.

A aplicação é feita através da injeção da toxina diretamente no músculo a ser tratado por médico qualificado. O procedimento é bem tolerado e podem-se usar cremes anestésicos para alívio da dor. O efeito começa a ser percebido cerca de 48 horas após a aplicação, e 15 dias depois tem-se o resultado final, que dura de quatro a seis meses, período em que a acetilcolina gradativamente volta a agir na placa neuromuscular. Não há qualquer alteração na sensibilidade da pele, pois a toxina atua apenas no músculo. Apesar de ser uma substância tóxica, a dose utilizada é mais de mil vezes menor que a dose tóxica, e não ocorre absorção da mesma para outros órgãos.

Indicações:

1. Ruga de severidade entre as sobrancelhas (cenho, glabela).
2. Rugas de espanto na testa.

3. Pés de galinha na área dos olhos.
4. Levantamento das sobrancelhas.
5. Abertura dos olhos (ocidentalização de orientais).
6. Levantamento do nariz.
7. Melhora das rugas periorais em fumantes.
8. Levantamento do canto da boca.
9. Correção do sorriso gengival.
10. Pescoço: redução da flacidez e linhas horizontais.
11. Colo: diminuição das rugas do V do decote.
12. Hiper-hidrose: redução da sudorese nas axilas, palmas e plantas.

A toxina botulínica só pode ser injetada por médicos especializados, profissionais que conheçam a anatomia da região, bem como as características da substância usada. Caberá ao médico indicar os locais da aplicação, nos quais a relação custo-benefício seja positiva.

Desconfie de:
- *Tratamentos baratos (a toxina tem um alto custo para o médico)*
- *Aplicações em salão de beleza e clínicas de estética*
- *Aplicação por profissionais não médicos ou médicos não especialistas*
- *Festas ou clube de toxina.*
- *Sites de compra coletiva*

O procedimento deve ser feito em consultório médico, em sala apropriada, com assepsia e instrumentos esterilizados. Portanto, sua aplicação em festas e reuniões com bebidas alcoólicas é totalmente condenada pela vigilância sanitária, pelo Conselho Federal de Medicina e pela Sociedade Brasileira de Dermatologia.

A diluição da substância é feita com soro fisiológico e varia conforme o produto comercial e preferência do médico. Cerca de 30 minutos antes da injeção, devem-se utilizar cremes anestésicos com lidocaína e xilocaína na área a ser tratada. Durante o tratamento, pode haver leve desconforto com formação de pequenos hematomas e inchaços transitórios. As rugas de expressão podem desaparecer por quatro a seis meses, e a reaplicação leva a um descondicionamento muscular com efeito a longo prazo, como se esquecêssemos de contrair o músculo. Entretanto, com o uso continuado, cerca de 5% das pessoas passam a não mais responder ao tratamento. Não é aconselhável repetir a aplicação antes de dois meses da última. Não existem sequelas definitivas, e casos de alergia são esporádicos e são mais relacionados a outros componentes da formulação.

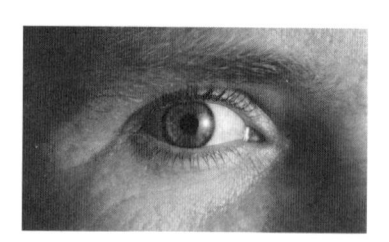

A toxina é, portanto, segura e eficaz para o tratamento e prevenção das rugas dinâmicas de expressão. Hoje, preconizam-se resultados mais naturais, que preservam a expressão facial e, dessa forma, menor quantidade da substância é utilizada, evitando o efeito de congelamento da expressão facial.

Lembre-se de que:
- *O médico é quem determina as rugas a serem tratadas.*
- *O médico é quem decide a dose e a diluição a serem utilizadas.*
- *A substância não deve ser aplicada em pessoas com doenças musculares ou neurológicas.*
- *Alguns medicamentos podem interferir no tratamento, e devem ser informadas todas as medicações em uso.*
- *O efeito dura, em média, quatro a seis meses.*
- *Não deve ser reaplicada antes de dois meses da última aplicação.*
- *Comunicar o médico sobre qualquer tipo de reação local não prevista.*

Elaborado por:
Thiago Vinicius Ribeiro Cunha

Beleza levada a sério

Tratamento com *Laser*

Com o advento do *laser* nos tratamentos dermatológicos, uma nova luz no fim do túnel surgiu para aquelas pessoas que buscavam recursos mais precisos e rápidos para eliminar diferentes lesões de pele.

Antes de falarmos das diversas aplicações do *laser*, vale mencionar o significado da palavra que define bem a sua ação: *Light, Amplification, by the Stimulated Emission of Radiation*, ou seja, trata-se de uma luz estimulada por emissão de radiação, que significa luz com grande potência, concentrada em um raio que transmite sua energia sem dispersar-se a um só ponto, agindo nos pigmentos escuros da pele.

A grande característica do *laser*, que o diferencia de outros aparelhos para tratamentos de pele, é que ele tem a possibilidade de ser específico. Até então, os outros aparelhos utilizados nos tratamentos dermatológicos (bisturi elétrico ou os aparelhos que queimavam a lesão a frio) queimavam a lesão — manchas, verrugas, etc. — de uma forma não específica, pois atingiam a área em volta dela, constituindo-se num grande problema para os dermatologistas. Justamente por isso, esses métodos não eram indicados nos tratamentos em crianças, porque agrediam os tecidos em volta das lesões.

Já o *laser* trabalha com um método denominado fototermólise seletiva, em que a luz vai interagir especificamente com uma cor chamada cromóforo. Pode-se citar como exemplo o caso de hemangiomas (manchas vermelhas que aparecem ao nascimento), no qual o *laser* procura o pigmento vermelho atingindo somente a lesão, não atingindo a pele vizinha. No caso de manchas escuras, provocadas por melanina, a luz agride o pigmento marrom, provocando menos reação e menor tempo de recuperação.

Com esse recurso, consegue-se que a luz, quando estiver chegando na pele, seja especificamente e intensamente atraída por aquela cor, possibilitando que a luz agrida somente a estrutura que se deseja e muito pouco a estrutura vizinha.

Esse foi, sem dúvida, o grande avanço do *laser* nos tratamentos dermatológicos: maior especificidade e melhor resolução para aquela lesão que se deseja tratar, com menos agressão aos tecidos vizinhos. Além disso, o processo de cicatrização é mais fácil e rápido.

Portanto, o *laser* permite uma grande gama de utilização nos tratamentos dermatológicos, destacando-se as manchas vasculares, — em que a luz interage com a cor vermelha —, ou lesões pigmentadas escuras (de marrom para preta), nas quais se programa a especificidade para a cor marrom.

Depilação a *laser*

No caso da depilação, o *laser* tem como objetivo a cor escura dos melanócitos (células que produzem o pigmento da melanina, que dá cor a pele e cabelos) existentes na raiz do pelo. O efeito dessa energia sobre o folículo piloso é capaz de danificá-lo, retardando ou evitando a produção de um novo fio. Por isso, o tratamento só é eficaz em pelos escuros.

Existem vários tipos de *laser* usados para depilação a longo prazo, como ND:YAG *laser* (1064 nm), alexandrite (755 nm), rubi (694 nm), diodo (800 nm), luz intensa pulsada (590 a 1.200 nm), que se diferenciam pelo comprimento de suas ondas eletromagnéticas.

Os pelos do nosso corpo se apresentam basicamente em três estágios de crescimento:

- **Fase anágena:** é a fase de crescimento ativo de pelo, que ainda contém muita melanina. Cerca de 90% dos pelos encontram-se nessa fase.
- **Fase catágena:** é a fase de regressão do pelo, quando a raiz está sendo reabsorvida. Corresponde a 1% dos pelos.
- **Fase telógena:** é a fase de repouso dos pelos. Corresponde a 9% e, nesse período eles caem e são substituídos por novos na fase anágena.

O *laser* atua apenas nos pelos na fase anágena e transmite a energia da luz através do pelo, destruindo seu bulbo. No entanto, é importante ressaltar que, devido ao ciclo de vida dos pelos, nem todos os fios se encontram ao mesmo tempo na fase ideal para a ação do *laser* (anágena). Os fios que não estiverem nessa fase serão menos afetados pelo tratamento. Por isso, são necessárias algumas sessões para obter o melhor resultado.

Entre as sessões, deve-se esperar cerca de 30 dias para que os pelos que estejam na fase de repouso (telógena) passem para a fase de crescimento, tornando-se mais vulneráveis ao tratamento.

O número de sessões necessárias depende da coloração da pele, da área a ser tratada, da quantidade de pelos dessa área e da presença de algum distúrbio hormonal concomitante. A média é de cinco sessões, podendo variar para mais ou menos.

Deve-se evitar o sol antes e após o procedimento, pois quanto mais clara estiver a pele, maior será o contraste com o pelo, facilitando o reconhecimento do folículo piloso pelo laser. Também não pode ser realizada depilação com cera, pinça ou eletrólise durante cerca de um mês antes do procedimento, pois nessas ocasiões o pelo é arrancado desde a raiz, impossibilitando a ação do *laser*.

O resultado que se espera da depilação a *laser* é a redução definitiva dos pelos, que pode variar de acordo com as características pessoais e a localização do tratamento.

Rejuvenescimento facial

O principal *laser* utilizado para o tratamento de rugas e envelhecimento da pele é o *laser* de CO_2. Esse aparelho é um grande avanço da tecnologia para rejuvenescimento da face e pescoço.

Beleza levada a sério

Esse tipo de *laser* apresenta afinidade pela água presente na pele, causando aumento da temperatura e dano no tecido. Além disso, a agressão provoca uma inflamação importante nas camadas profundas da pele, com estímulo, remodelação de colágeno e contração da mesma.

O CO_2 fracionado é um *laser* moderno, e o feixe atinge apenas uma fração da superfície da pele, deixando áreas intactas. A parte íntegra facilita a cicatrização das áreas atingidas pelo *laser* e torna a recuperação mais rápida.

O procedimento é realizado no consultório com creme anestésico (aplicado 40 minutos antes do procedimento), realizando bloqueio anestésico em áreas com maior concentração de rugas (perioral e periorbital).

O *laser* é então aplicado em toda face e para cada região é determinado um padrão de energia. Após a sessão, o paciente sente um pequeno desconforto e sensação de calor. Após dois a três dias, a pele começa a descamar. Após a descamação, a pele ficará com um tom rosado que tende a desaparecer em aproximadamente 20 dias.

O resultado é duradouro, podendo persistir por muitos anos. A pele fica restaurada e com aspecto jovial e saudável.

Podem ser realizadas três a quatro sessões leves ou uma única sessão com maior intensidade.

As principais complicações do *laser* de CO_2 são hiperemia (pele rosada) por um a três meses, hipocromia (manchas brancas), incidência de herpes, infecções e queloides. O mais comum é a hipercromia (manchas escuras), principalmente em peles morenas, que pode ser tratada com o uso de clareadores e bloqueadores solares.

Após o tratamento, o paciente não deve se expor ao sol e usar diariamente um bloqueador solar. A pele leva em média uma semana para se reepitelizar, e após clareadores, vitamina C, ácido retinoico etc., conforme a orientação de seu dermatologista.

Quando o *laser* de CO_2 é bem indicado, apresenta resultados excelentes.

Tatuagens

Atualmente, há possibilidade de tratamento menos agressivo sem deixar cicatrizes.

O tratamento é realizado em várias sessões que variam de acordo com o tamanho, cor e profundidade.

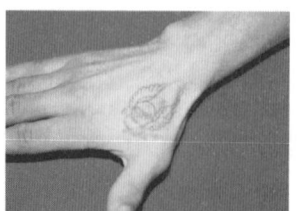

As tatuagens são expressões artísticas primitivas, com registros antigos que datam da Idade da Pedra (12.000 a.C.) e, no entanto, há evidências de tentativas de remoção de tatuagens em múmias egípcias em 4.000 a.C.

Atualmente, as tatuagens permanecem populares em muitas culturas e continentes. Elas podem ser amadoras ou profissionais, sendo que variam muito em profundidade, tamanho, forma e localização, principalmente nas tatuagens amadoras.

A remoção de tatuagem é realizada por meio da emissão de uma intensa luz, seletivamente absorvida pela tinta da tatuagem.

As tatuagens amadoras geralmente são compostas de carbono elementar (tinta nanquim, tinta de caneta, papel, madeira queimada etc.), enquanto as profissionais, de corantes orgânicos misturados com elementos metálicos. Assim pode-se explicar por que as profissionais respondem menos favoravelmente ao tratamento a *laser*. A diferença primária entre as tatuagens amadoras e profissionais pode ser a escassez de grânulos de pigmento nas primeiras, já que, de maneira geral, respondem de acordo com seu volume total de pigmentos, que, liberados pelo *laser*, causam uma fragmentação da tinta em pequeninas partículas e pigmentos que serão removidos pela imunologia do próprio organismo. Para destruir a tinta da tatuagem, é escolhido o melhor comprimento de onda que absorverá seletivamente cada cor de tinta. O efeito térmico será bem maior na cor específica e muito pequeno ao redor da lesão. Mesmo assim, pessoas de pele escura podem ficar com a pele da área tratada em tons mais claros por alguns meses, devido à melanina ao redor, que absorve a energia do *laser*.

Existem vários tipos de *lasers* diferentes que removem tatuagens: Q *switched* ruby, Q *switched* Alexandrite, Q *switched* ND: YAG e *lasers* pulsáteis (photoderm).

O *laser* é mais indicado para remoção de pigmentos, e a eliminação do vermelho e do amarelo é mais difícil. Todos os aparelhos requerem entre três a dez sessões de tratamento com intervalos, em média, de quatro semanas para a retirada da tatuagem.

Vasos e manchas

Os tratamentos a *laser* estão cada vez mais modernos e eficazes para o tratamento de vasos e manchas.

O *laser* também é utilizado para tratamento de lesões vasculares e pigmentares. As vasculares compreendem telangectasias (pequenos vasos da face), rosácea, varizes, microvarizes, hemangiomas e manchas tipo vinho do porto. Essas lesões apresentam a hemoglobina como alvo do feixe de luz; assim, o *laser* atravessa a pele e age sobre os vasos sanguíneos, aquecendo-os. Em função disso, os vasos se colabam (fecham), e o organismo os absorve definitivamente.

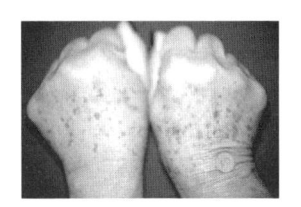

Em geral, melhor resultado será obtido por pessoas de pele clara com vasos finos, vermelhos e superficiais, porém novos *lasers* estão sendo testados para vasos maiores e mais profundos.

As lesões pigmentares compreendem as sardas, manchas senis (provocadas pelo sol e idade) e manchas "*café au lait*" (manchas de nascença).

Beleza levada a sério

Nessas lesões, o cromóforo (alvo) a ser atingindo é a melanina, que, uma vez destruída, leva a um clareamento da pele. O resultado em geral é bom, variando conforme a natureza, profundidade da melanina e cicatrização, do que também dependerá o número de sessões para o tratamento.

O procedimento é bem tolerado, podendo-se usar um creme anestésico local antes das sessões. O intervalo entre as sessões varia de 20 a 30 dias, e deve-se evitar o sol durante todo o tratamento.

Vários tipos existem no mercado, como a luz pulsada, *laser* de CO_2, NDYAG, *Dye Laser*, entre outros.

Estrias

São lesões lineares com discreta atrofia que aparecem predominantemente no abdômen, nádegas, flancos e mamas. Inicialmente, são avermelhadas e, ao longo do tempo, adquirem tonalidade esbranquiçada.

O tratamento de estrias é complexo, e ainda não há um tratamento ideal. A maioria dos casos envolve condutas associadas que podem ser desde tratamento tópico, *peelings* até o *laser* profundo. Quando a estria é recente e avermelhada, o uso tópico de ácidos tem resultado positivo.

Atualmente, com o advento do *laser* e com novas tecnologias que surgem, a possibilidade de tratamento das estrias ficou ainda maior.

O legato é uma técnica minimamente invasiva para tratamento de estrias corporais, — sem necessidade de afastamento das atividades do dia a dia, com recuperação rápida.

Possui ponteira de radiofrequência fracionada, fazendo micro, perfurações na pele. Na sequência, aplica-se uma substância de uso tópico (ácidos e clareadores) que potencializa o tratamento das estrias, fazendo o papel terapêutico. Em cima dessa substância, é passada uma ponteira de ultrassom que faz com que o ácido aplicado penetre nas camadas mais profundas da pele, potencializando o seu efeito.

- ***Laser* de CO_2:** possui grande afinidade pela água presente na camada mais profunda da pele. Ele aquece as camadas profundas, estimulando a remodelação do colágeno e a contração da pele, melhorando a flacidez. As estrias tendem a diminuir e a superficializar sua atrofia. Quanto maior o número de sessões, melhor será o resultado.
- **Luz pulsada:** utilizada para o clareamento de estrias vermelhas.

Elaborado por:
Tatiana Aline Steiner

Perigos para a pele

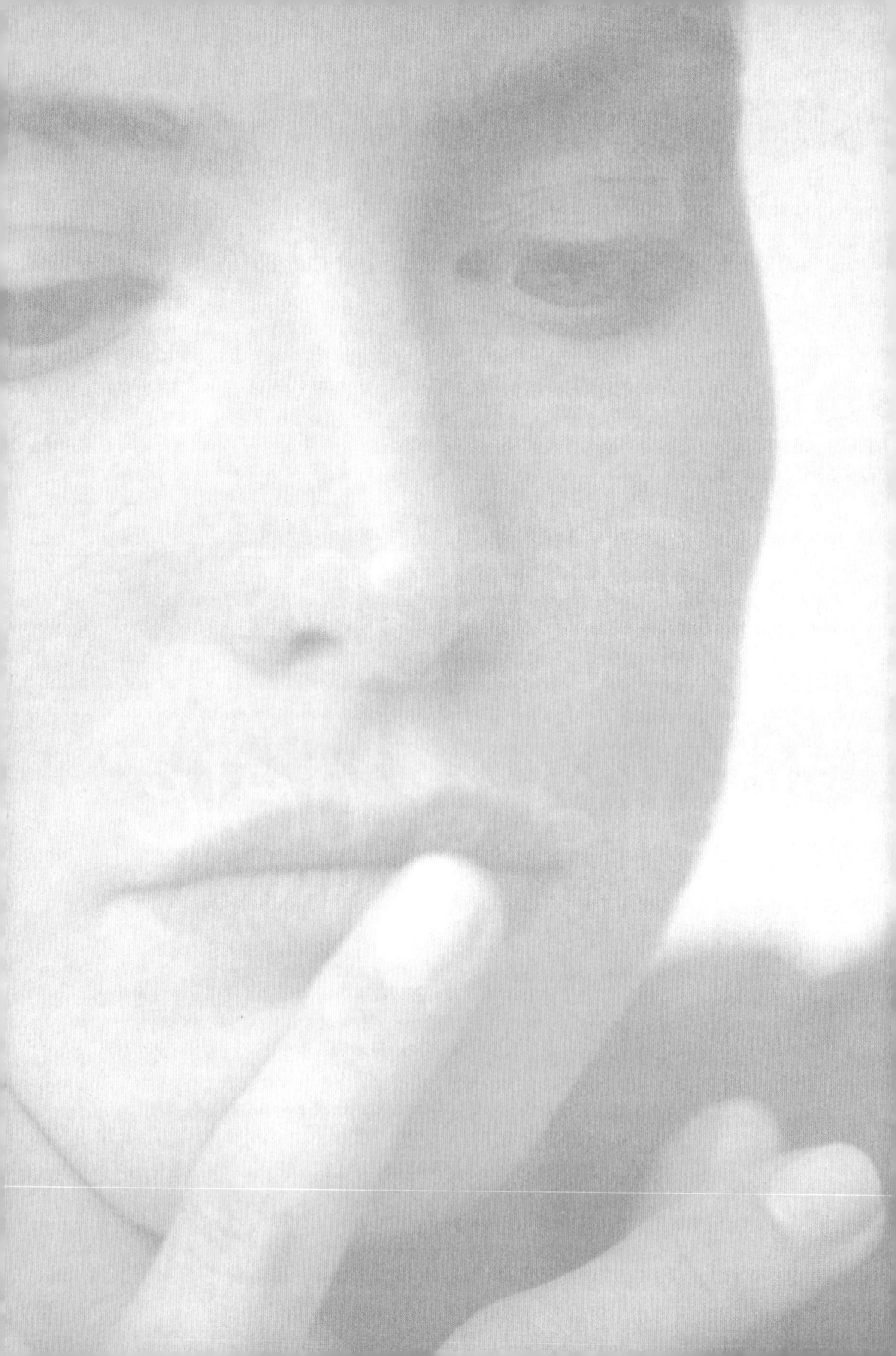

Acne

- O que é acne?
- Existe cura para acne?
- Por que tenho acne mesmo depois da adolescência?
- Qual a influência da alimentação nos casos de acne? Chocolate dá espinhas?

Quem já não se aborreceu ao olhar no espelho e ver seu próprio rosto coberto por aqueles desagradáveis pontinhos pretos que chamamos de cravos? E qual adolescente já não praguejou contra aquela espinha enorme que apareceu bem no meio da testa e justamente no dia daquele baile que seria inesquecível?

Cravos, espinhas, nódulos, caroços, cicatrizes: esse conjunto de lesões caracteriza uma das doenças de pele mais comuns, que recebe o nome de **acne**.

A acne é uma doença de predisposição genética cujas manifestações dependem da presença dos hormônios sexuais. Por esse motivo, as lesões começam a surgir na puberdade, época em que esses hormônios começam a ser produzidos pelo organismo, atingindo a maioria dos jovens de ambos os sexos. A doença não afeta apenas adolescentes, podendo persistir na idade adulta e, até mesmo, surgir nesta fase, quadro mais frequente em mulheres (8% apresentam início após 25 anos, enquanto por volta dos 40 anos lesões significativas persistem em 1% dos homens e 5% das mulheres). É mais comum entre os adolescentes, afetando aproximadamente 80% dos jovens entre 12 e 18 anos. Predomina no sexo feminino, com início em torno dos 14 anos (10 – 17 anos), enquanto, no sexo masculino, aparece em torno dos 16 anos (14 – 19 anos). As formas mais graves ocorrem preferencialmente nos homens.

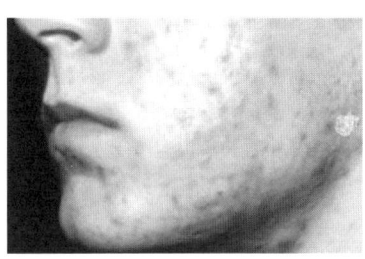

Por que aparece a acne?

A grande responsável pela doença é a glândula sebácea, localizada em uma camada da pele conhecida como derme. Essa glândula se prende ao folículo piloso, formando o chamado folículo pilossebáceo, que através de um canal se abre na superfície da pele (epiderme) por um orifício conhecido como óstio.

Durante a infância, as glândulas sebáceas são pequenas e permanecem inibidas, praticamente sem produzir qualquer quantidade de sebo. Por isso a pele das crianças é lisa, homogênea e sem oleosidade. Quando chega a puberdade, a produção dos hormônios sexuais masculinos (andrógenos) e femininos (estrógenos) aumenta muito. Estimuladas por esses hormônios (principalmente pelos andrógenos), as glândulas sebáceas passam a produzir uma quantidade muito maior de sebo, que vai tornando a pele cada vez mais oleosa. Além disso, a maior quantidade de sebo vai se acumulando no canal da glândula e pode acabar obstruindo o óstio.

A acne resulta de uma mudança no padrão de ceratinização da unidade pilossebácea (pelo e glândula sebácea), tornando-se o material ceratinoso mais denso e bloqueando a secreção do sebo. Estes tampões ceratinosos são chamados comedões (cravos) e representam as "bombas-relógios" da acne. O tamponamento comedogênico e a complexa interação entre os androgênios (hormônios sexuais) e as bactérias (*Propionibacterium acnes*) nas unidades pilossebáceas tamponadas levam à inflamação. Os androgênios estimulam as glândulas sebáceas a produzir maiores quantidades de sebo.

Assim sendo, as manifestações da doença (cravos e espinhas) ocorrem devido ao aumento da secreção sebácea associada ao estreitamento e à obstrução da abertura do folículo pilossebáceo, dando origem aos comedões abertos (cravos pretos) e fechados (cravos brancos). Essas condições favorecem a proliferação de micro-organismos que provocam a inflamação característica das espinhas, sendo o *Propionibacterium acnes* o agente infeccioso mais comumente envolvido.

Várias espinhas reunidas vão formando caroços ou cistos e a inflamação vai se tornando cada vez maior. As lesões mais profundas transformam-se em furos e provocam cicatrizes que são sempre muito difíceis de desaparecer.

É uma doença multifatorial. Fatores genéticos mostram sua participação. Severidade, distribuição, cicatrizes e resposta ao tratamento podem ser geneticamente determinadas. Ex.: Alta concordância de gêmeos monozigóticos, quando portadores de acne. A maioria dos indivíduos com acne cística tem pais com história de acne grave.

Outros fatores contribuintes: fármacos, fatores emocionais, dieta, tabagismo, período pré-menstrual, alterações hormonais, cremes e cosméticos.

Pode se manifestar em várias áreas do corpo, nas quais existam unidades pilossebáceas passíveis de sofrerem processo inflamatório: face, pescoço, tronco, parte superior dos braços e nádegas. Acomete principalmente a face e o tronco, áreas do corpo ricas em glândulas sebáceas.

Apesar de não ter participação na causa da doença, a dieta pode ter influência no curso da acne em algumas pessoas. Chocolate, gorduras animais, amendoim, leite e seus derivados devem ser evitados pelos pacientes que apresentem acne e percebam agravação dos sintomas após a ingestão desses alimentos. Alguns trabalhos demonstram influência de alimentos de alto índice glicêmico (carboidratos) na piora do quadro de acne. As elevações de glicose no plasma ocorrem em consequência da ingestão de uma carga significativa de glicose, as quais podem causar aumento da testosterona e diminuição dos hormônios sexuais envolvidos no controle da secreção das glândulas sebáceas. No entanto, ainda há dados insuficientes que possam comprovar que uma dieta rica em gordura ou carboidratos possa interferir na quantidade e na composição da secreção formada pelas glândulas sebáceas, o que poderia influenciar no aparecimento da acne. Uma avaliação individual é importante, assim como a manutenção de uma dieta equilibrada e a administração dos medicamentos recomendados pelo dermatologista.

Por que algumas pessoas têm mais acne que outras?

Todos nós temos glândulas sebáceas em nossa pele, mas o tamanho dessas glândulas e sua capacidade de produzir sebo variam de pessoa para pessoa. E isso é determinado pelos genes existentes em cada um de nós. Como esses genes são transmitidos de pais para filhos, a acne é uma doença hereditária. Se um jovem é filho de pai ou mãe que teve acne em grau elevado, a chance de que ele também venha a ter problemas com essa doença é grande. Se pai e mãe tiveram formas graves de acne, a probabilidade de o filho também apresentar uma forma grave da doença é quase total. No entanto, é importante notar que nem todos os filhos herdam os mesmos genes dos pais. Isso torna possível que, em uma família com três filhos, só um apresente acne em grau elevado.

Tratamento da acne

A acne é uma doença e como tal deve ser tratada sempre, independentemente da intensidade das lesões e da idade do paciente. Lembre-se: quem trata de doentes é sempre o médico! Por isso mesmo, o primeiro passo para um bom tratamento é procurar um médico especialista. Escutar palpites de vizinhos, aplicar produtos caseiros, espremer ou cutucar espinhas é meio caminho andado para a formação de cicatrizes. Portanto, não faça isso!

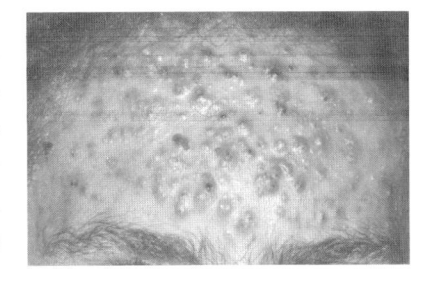

Sendo doença de duração prolongada e algumas vezes desfigurante, a acne deve ser tratada desde o começo, de modo a evitar as suas sequelas, que podem ser cicatrizes na pele ou distúrbios emocionais, devido à importante alteração na autoestima de jovens acometidos pela acne.

O objetivo terapêutico é reduzir a atividade da glândula sebácea, diminuir a população bacteriana, normalizar a ceratinização do folículo e reduzir a inflamação. Pode ser feito com medicações de uso local, visando a desobstrução dos folículos e o controle da proliferação bacteriana e da oleosidade. Podem ser usados também medicamentos via oral, dependendo da intensidade do quadro, geralmente antibióticos para controlar a infecção, ou, no caso de pacientes do sexo feminino, terapia hormonal com medicações antiandrogênicas. A limpeza de pele tem ação importante para o esvaziamento de lesões não inflamatórias (cravos), evitando a sua transformação em espinhas. Em casos de acne muito grave (como a acne conglobata), ou resistente aos tratamentos convencionais, pode ser utilizada a isotretinoína, medicação que pode curar definitivamente a acne em cerca de seis a oito meses, na grande maioria dos casos.

A pele com espinhas deve ser lavada duas vezes ao dia com sabonete neutro ou específico para peles oleosas. A lavagem serve para limpar e prevenir a obstrução dos óstios. Além da lavagem, pode-se aplicar substâncias capazes de desobstruí-los. Entre essas substâncias, estão os ácidos retinoico, glicólico, azelaico e o peróxido de benzoíla. Também podem ser indicados produtos que contenham antibióticos para combater a proliferação das bactérias no folículo pilossebáceo. Em casos mais graves, pode-se usar antibióticos via oral, como as tetraciclinas, a azitromicina e a eritromicina, por exemplo.

Uma alternativa mais efetiva para a cura da acne é o uso da isotretinoína via oral. É uma medicação capaz de promover a cura, mas que apresenta muitos efeitos colaterais e, por isso, só pode ser utilizada sob rigoroso acompanhamento médico, clínico e laboratorial.

A resposta inflamatória é um componente importante na formação de cicatrizes. Estas cicatrizes são provenientes do tecido conjuntivo que o corpo usa para reparar danos causados a uma determinada área. Com anticorpos e glóbulos brancos, eles trabalham para curar a ferida. Após o processo de cura, aparece a cicatriz. As cicatrizes da acne podem se desenvolver desde que a acne esteja presente, então uma boa forma de evitar cicatrizes é a prevenção. Cicatrizes de acne também podem ser evitadas, mesmo com a presença de acne. Nunca mexa na acne, pois além de poder contaminar a pele, interfere no processo de cicatrização e pode piorar a lesão resultante.

Evitar exposição ao sol é outro tipo de prevenção, pois este pode causar ainda mais danos à pele e dificultar o processo de cicatrização. Além disso, o sol causa um espessamento da pele ao mesmo tempo em que faz as glândulas sebáceas trabalharem mais, embora as pessoas pensem que seu efeito é benéfico. O sol pode em um primeiro momento, secar as lesões de acne e dar impressão de melhora, porém, após alguns dias, ocorre o chamado "efeito rebote", que seria um aumento da produção sebácea para compensar o ressecamento, piorando a acne. Os tratamentos para acne, em geral, deixam a pele mais sensível e descamativa; a exposição ao sol, nessa situação, pode levar ao aparecimento de manchas.

Os tratamentos mais modernos para a acne são: *laser*, luz intensa pulsada, terapia fotodinâmica com uso do ácido aminolevulínico-ALA, fototerapia (radiações UVA e UVB, luz azul, luz azul associada à luz vermelha).

O que mais posso fazer para melhorar da acne?

Os principais cuidados são: higiene da pele, resistência aos maus hábitos, evitar exposição ao sol e alimentação.

- Mantenha a pele sempre limpa, usando produtos de limpeza específicos para peles com acne, conforme orientação do dermatologista;

- Evite exposição prolongada ao sol. O sol tem um efeito secativo sobre as espinhas e pode até melhorar ligeiramente a acne, porém, quando a exposição é exagerada, a acne só piora. A pele queimada fica mais espessa e produz maiores quantidades de secreção sebácea, propiciando a obstrução dos óstios;
- Use sempre filtro solar adequado ao seu tipo de pele;
- Dê preferência a cosméticos à base de gel, adequados para peles oleosas;
- Mantenha uma alimentação saudável e balanceada, rica em frutas e verduras, evitando alimentos gordurosos e ricos em açúcares, bem como bebidas alcoólicas e cigarro;
- Pratique atividades físicas, pois ocorre redução do estresse e melhora da oxigenação sanguínea;
- Não manipule, esprema ou coce suas espinhas. Você poderá agravar o problema. Coçar, espremer ou quaisquer outras formas de manipulação das espinhas podem gerar cicatrizes. Além disso, a ruptura de um cravo libera bactérias, fungos e outras substâncias que podem causar irritações ou inflamações na pele, aumentando ainda mais o problema;
- Limpeza de pele: só deve ser feita por especialistas capacitados e sob recomendação médica do seu dermatologista;
- Procure um dermatologista para a indicação de produtos adequados ao seu tipo de pele.

Por fim, lembre-se de que a acne não é nenhum bicho de sete cabeças e, quando tratada a tempo, não evolui para cicatrizes. Por outro lado, com a grande quantidade de substâncias ativas contra a doença, não mais se justifica deixar de tratar qualquer caso de acne. O adolescente já passa por uma fase de vida marcada por várias mudanças e por uma autocrítica exacerbada. Não é aceitável deixá-lo com baixa autoestima por causa de cicatrizes que não são só físicas como também psicológicas, e que poderiam ter sido evitadas com um tratamento adequado.

A acne da mulher adulta

A acne também pode aparecer na idade adulta, longe da fase da puberdade. Esse tipo de acne é chamado, na literatura médica, de **acne da mulher adulta** e compromete cerca de 30% da população feminina. A acne da mulher adulta caracteriza-se por aparecimento de espinhas inflamadas e dolorosas na região do queixo e pescoço após os 25 anos de idade. Essa acne piora muito no período pré-menstrual e, em geral, não melhora com os tratamentos convencionais. Não existe ainda uma explicação definitiva para a acne da mulher adulta. Pode haver associação com estresse, cosméticos comedogênicos e, principalmente, com alterações hormonais.

A doença pode aparecer nessa fase da vida, ou, ainda, ser resultado da persistência da acne juvenil. Pode surgir em decorrência de alterações hormonais devido a disfunções ovarianas (a mais frequente é a síndrome dos ovários policísticos), alterações das glândulas suprarrenais ou aumento da sensibilidade da pele aos hormônios androgênicos (masculinos), responsáveis pelas manifestações da doença.

Apesar da acne da mulher adulta estar relacionada ao aumento da ação dos androgênios, muitas vezes os exames laboratoriais estão em níveis normais, caracterizando, então, uma maior sensibilidade da pele a esses hormônios.

Os hormônios masculinos denominados hormônios androgênicos estimulam a produção do sebo, que favorece o entupimento do folículo (óstios), provocando o aparecimento de lesões inflamatórias e dolorosas. Outras características podem acompanhar a acne da mulher adulta, devido à ação dos androgênios: aumento da seborreia e pelos (hirsutismo) e queda de cabelos (alopecia androgenética). Em alguns casos pode ocorrer também irregularidade menstrual.

Vale destacar que o ovário policístico é o que aparece, mais frequentemente, associado à acne da mulher adulta. Trata-se de uma alteração hormonal, ainda não totalmente esclarecida, que favorece a formação de vários pequenos cistos nos ovários vistos com facilidade pelo ultrassom. Essa alteração pode provocar infertilidade, irregularidade na menstruação, além de facilidade para ganhar peso, aumento de pelos e também calvície. Porém, muitas vezes o quadro de ovário policístico não provoca nenhuma alteração, nem mesmo hormonal, sendo um achado ocasional no exame ultrassonográfico.

A acne da mulher adulta, devido a sua maior relação com alterações hormonais, não responde bem aos tratamentos convencionais utilizados para a acne vulgar. Os antibióticos e mesmo a isotretinoína melhoram o quadro, mas a recidiva é frequente e muita rápida. Podem ser utilizados outros tratamentos que tenham uma ação mais específica contra os androgênios.

As opções para o tratamento da acne da mulher adulta podem ser pílulas anticoncepcionais e antiandrogênicos, como espironolactona e acetato de ciproterona. O ideal é consultar um médico dermatologista, para que este faça um diagnóstico adequado e indique o melhor tratamento.

Elaborado por:
Carolina Reato Marçon

Manchas

- Como evitar as manchas senis?
- O melasma ou as manchas da grávida têm cura?
- O pano branco pega?

Não há dúvida de que as manchas da pele são causadoras de sérias angústias durante quase todas as fases da vida, pois influenciam, em muito, na aparência da pessoa.

Na sociedade, indivíduos de qualquer idade, sexo, raça e classe social buscam cuidar da estética em vista a sua crescente valorização profissional, de modo que o aparecimento de qualquer mancha na pele não deve ser menosprezado. As manchas podem ser divididas em escuras (castanhas ou pretas), como melasma e melanoses; ou brancas, como vitiligo e micoses.

Melanose solar

A melanose solar ou senil é caracterizada por manchas de cor castanho-claro a escuro ou negras, localizadas, a princípio, no dorso das mãos, braços, antebraços e face, decorrentes da ação cumulativa do sol na pele, observadas em pessoas claras após a terceira década de vida.

Para a prevenção, a recomendação mais importante é o uso constante de filtro solar de amplo espectro com fator de proteção no mínimo 30, várias vezes ao dia (ideal de 2/2horas). Para tratar as manchas, várias técnicas poderão ser utilizadas, como o uso os cremes à base de ácidos, como o retinoico e o glicólico, ou agentes clareadores, como a hidroquinona, e *peelings* com substâncias químicas como ácido tricloroacético que devem ser aplicados em consultório médico.

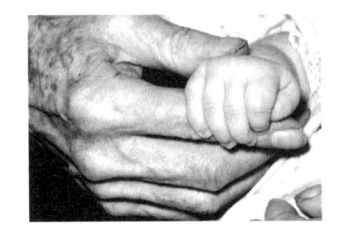

O tratamento com *laser* também é um método eficaz. É utilizado um *laser* que tenha como alvo o pigmento presente na mancha. O tratamento deve ser feito por médico habilitado e, em alguns casos, pode ser usado creme anestésico antes, a fim de diminuir o desconforto. Tanto os *peelings* quanto os tratamentos a *laser* provocarão descamação da pele, podendo haver formação de crostas que costumam resolver em cerca de sete a quinze dias. Nesse período, a pele deve ser rigorosamente protegida do sol. As manchas senis melhoram com o tratamento, porém, sem dúvida, a melhor estratégia é a prevenção, através do uso diário do filtro solar.

Melasma

Também conhecido como cloasma, é uma alteração da pele caracterizada por manchas escuras que ocorrem na face, quase sempre em mulheres, após exposição solar, gravidez ou terapia hormonal. Tendência genética e características raciais influenciam no surgimento do melasma.

Beleza levada a sério

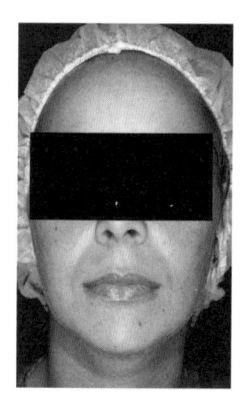

Essas manchas ocorrem principalmente nas regiões malares (maçãs do rosto), testa, nariz, buço e têmporas. São irregulares na sua forma, porém de limites precisos. A intensidade de pigmentação é variável; às vezes é discreta e quase imperceptível, outras vezes é muito acentuada, trazendo sérios distúrbios emocionais.

A profundidade em que se localiza o pigmento na pele determina o tipo de melasma, que pode ser epidérmico (superficial), dérmico (profundo) ou misto. Quando o pigmento localiza-se mais profundamente, a melhora do quadro torna-se mais difícil, exigindo persistência do paciente para que se obtenha um resultado favorável.

O aparecimento do melasma na gravidez pode acontecer em 50 a 70% dos casos, conforme o tipo constitucional da gestante, devido ao estímulo da melanogênese (formação de pigmento castanho) típico de tal estado. Alguns desses casos apresentam resolução espontânea no pós-parto.

O tratamento do melasma implica no uso diário e repetido de protetores solares potentes, com ação nos raios UVA e UVB, sobretudo aqueles que associam propriedades químicas e físicas (de barreira). Atualmente damos preferência ao uso de substâncias com cor de base, pois estas seriam capazes de oferecer proteção também contra a luz visível (lâmpadas, televisores e monitores de computadores). Vale lembrar que, como nenhum protetor solar é 100% eficaz, medidas de proteção física, como o uso de chapéus e sombrinhas, estão sempre indicadas.

Substâncias despigmentantes como a hidroquinona e o ácido kójico associados ou não ao ácido retinoico poderão ser utilizadas, em cremes de uso noturno ou até mesmo diurno.

Peelings superficiais podem acelerar o processo de clareamento, facilitando a penetração dos despigmentantes e ajudando a remover o pigmento de camadas superiores da pele. *Peelings* profundos ou tratamentos a *laser* são controversos, já que existem inúmeros casos de piora do quadro. A piora das manchas pode ocorrer devido à deposição de pigmento gerada pela inflamação (hiperpigmentação pós-inflamatória), muito comum nesses tipos de procedimentos.

Bem recentemente, alguns *lasers* chegaram ao mercado, com a promessa de tratar o melasma de maneira eficiente e segura. São aparelhos que apresentam a tecnologia Q switched Nd:Yag.

O uso de produtos via oral, com o intuito de proteger melhor a pele do sol e da luz também é uma novidade. Em geral, são substâncias que têm ação antioxidante, protegendo a integridade da pele, evitando danos causados por radicais livres formados pela exposição ao sol e à luz.

Apesar dos avanços tecnológicos, a base do tratamento do melasma deve ser, sempre, o uso diário de produtos em casa e a proteção solar rigorosa. Não há cura para o melasma, mas o tratamento pode clarear ou mesmo fazer desaparecer as manchas, que poderão voltar com novas exposições solares, mesmo que mínimas.

"Pano branco"

É uma infecção comum da pele, causada por um fungo denominado *Malassezia furfur*, que se caracteriza por manchas de cor variável, sendo mais comumente esbranquiçadas, em geral assintomáticas (sem coceira ou outro tipo de sensação associada), com leve descamação na superfície.

As manchas da pele são decorrentes não somente da presença do fungo, criando uma barreira, mas também da ação de uma substância produzida por esse tipo de fungo que exerce ação tóxica sobre os melanócitos (células produtoras de pigmento), destruindo o pigmento da pele, ainda que temporariamente.

É mais frequente em regiões de clima quente e úmido. Acomete adultos de ambos os sexos e está associado à umidade (daí a maior frequência após idas a praias e piscinas), ao uso de roupas sintéticas, e até mesmo ao estresse.

O tratamento é realizado com antifúngicos tópicos e sistêmicos, dependendo da extensão do quadro, assim como mudanças de alguns hábitos pessoais, principalmente com o combate à umidade. Após o tratamento, as manchas brancas poderão persistir por meses. A repigmentação ocorrerá gradualmente e pode ser estimulada pela exposição à radiação ultravioleta da luz solar ou de lâmpadas especiais, associada ou não à medicação que aumenta a sensibilidade à luz, como os psoralenos.

Vitiligo

O vitiligo é caracterizado por manchas acrômicas (sem cor) na pele, de formas e tamanhos variados, que podem se espalhar por todo o corpo sem apresentar nenhum outro sintoma. É resultante da destruição seletiva da célula que produz a melanina, o chamado melanócito.

O vitiligo acomete pessoas de todas as idades, com maior incidência entre os jovens, e não é contagioso. Sua causa ainda não é totalmente esclarecida. Uma série de teorias tenta explicar a doença, mas a tendência atual é considerá-la uma patologia em que inúmeros mecanismos estão envolvidos, dentre eles, genética e desequilibrios da imunidade.

Os traumas físicos e/ou emocionas parecem ter um papel fundamental no vitiligo. Não é raro o doente de vitiligo relatar o surgimento das primeiras manchas após choques emocionais graves, como a perda de pessoas queridas. Observa-se também uma relação direta entre o estresse e o aumento do número de manchas brancas na pele. As alterações emocionais parecem provocar um desequilíbrio no organismo, favorecendo alterações hormonais e imunológicas que podem desencadear ou piorar o vitiligo.

Existem basicamente duas formas clínicas de vitiligo. Uma denominada "vulgar", que se caracteriza por manchas de distribuição aleatória no tegumento e que parece estar associada às doenças autoimunes, como as tireoidites e a alopecia areata, e a forma "segmentar", que se caracteriza por manchas restritas a um segmento unilateral do corpo e não tem relação com doenças autoimunes.

O curso da doença é imprevisível. A repigmentação espontânea das lesões poderá ocorrer em 10 a 20% dos pacientes.

No tratamento, medicações tópicas e de uso sistêmico são utilizadas com o propósito de estimular os melanócitos. Cremes com corticoides e imunomoduladores, substâncias que agem controlando os desequilíbrios do sistema de defesa do organismo, são usados com bons resultados, principalmente em lesões mais localizadas. Casos mais extensos ou persistentes podem ser tratados com "banhos de luzes", com radiação ultravioleta B ou ultavioleta A (nesse caso, associado com psoralenos, a chamada puvaterapia) e têm bons resultados a longo prazo.

O uso de produtos cosméticos para "disfarçar" as manchas é muito comum nos pacientes com vitiligo, pois permitem um excelente resultado estético e uma melhor convivência social com a sua doença, atenuando os efeitos emocionais negativos.

O aporte emocional a esse paciente é extremamente importante quando se almeja bons resultados terapêuticos e deve começar com uma boa relação médico-paciente.

Sarda branca

As leucodermias gutatas, conhecidas como "sardas brancas", são manchas brancas em gotas, de 2 a 5 mm de diâmetro cada uma, que ocorrem em áreas de pele expostas ao sol, pela ação prolongada e cumulativa da radiação solar, surgindo após a terceira década de vida. Essas manchas ocorrem principalmente nos membros superiores e inferiores, apresentando uma evolução crônica, porém sem tendência à transformação maligna.

O tratamento é difícil. Tentativas de estimular a coloração da pele com terapias à base de nitrogênio líquido e microabrasão da pele podem gerar resultados satisfatórios, porém não em todos os casos. O mais importante é mesmo a prevenção, através do uso diário de protetores solares. Após o surgimento de algumas lesões o uso da proteção solar pode prevenir o surgimento de novas.

Elaborado por:
Tatiana Jerez Jaime

Pintas e Marcas na Pele: Quando se Preocupar?

- Qual pinta é perigosa?
- Devo tirar todas as pintas?
- O que é melanoma?

As pintas já foram consideradas um símbolo de sensualidade, como na atriz Marilyn Monroe ou na mega modelo Cindy Crawford. Aparentemente, essas marcas são inofensivas e constituem um traço pessoal. No entanto, elas perdem o *glamour* quando apresentam algumas características que podem significar, nos casos mais graves, um câncer de pele.

O melanoma é um tumor maligno que se desenvolve a partir das células que produzem melanina, o melanócito. É o tumor de pele mais grave, principalmente quando atinge a circulação sanguínea ou linfática, alcançando outras partes do corpo e dando origem às chamadas metástases, podendo levar à morte nesses casos. Assim, todos os esforços têm de estar voltados para que seja feito o diagnóstico precoce desse câncer da pele.

O problema é que nas fases iniciais o melanoma se assemelha muito com as nossas pintas comuns. Então como saber qual pinta é perigosa? Para fazer esta distinção existe uma regra de fácil compreensão que envolve as cinco primeiras letras do alfabeto: A, B, C, D e E. Quando um dos itens a seguir estiver presente, a recomendação é procurar um dermatologista para uma avaliação mais detalhada.

A – de assimetria: isto é, se imaginarmos uma divisão ao meio da pinta, os dois lados não são iguais.

B – de borda: se esta for irregular, serrilhada ou não uniforme.

C – de cor: se tiver diversas cores em uma mesma pinta.

D – de dimensão: se for maior que 6 mm de diâmetro.

E – observar se a pinta está mudando de tamanho, forma ou cor.

Além desta regra, o dermatologista examina as pintas com um aparelho com lentes e iluminação especiais que permitem enxergar as camadas internas das pintas com aumento de até 70x. Este aparelho é o dermatoscópio.

O tratamento seguro e eficaz é a retirada cirúrgica daquelas pintas suspeitas, seguida de biópsia para avaliação das margens, isto é, se foi retirada totalmente. Além disso, deve haver controle médico semestral ou anual, dependendo do tipo de pele e do caso de cada um.

Elaborado por:
José Antonio Jabour da Cunha

Beleza levada a sério

Câncer de Pele
- Como é o câncer de pele?
- Ele tem cura?
- O que é melanoma?

Nos últimos anos o número de casos de câncer de pele tem aumentado muito. Atualmente, sabemos que existem diversos fatores que aumentam a chance de uma pessoa ter câncer de pele: exposição excessiva ao sol, pele muito clara, cabelos e olhos claros, queimaduras solares, antecedente de câncer de pele na família, pessoas que têm muitas pintas e até mesmo o abuso das câmaras para bronzeamento artificial.

Existem vários tipos de câncer de pele, porém os mais comuns são denominados carcinoma basocelular, carcinoma espinocelular e melanoma.

O primeiro apresenta-se como uma tumoração perolada, ou uma pequena ferida que não cicatriza e geralmente aparece nas áreas expostas de pessoas com pele muito clara.

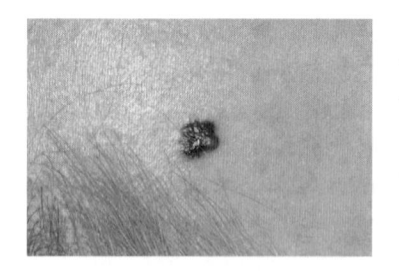

O segundo apresenta-se como tumoração mais endurecida que cresce com certa rapidez, podendo apresentar ulceração local. O carcinoma espinocelular apresenta-se nas áreas expostas e principalmente no lábio. Além do sol, o fumo também tem importância em sua gênese.

Tanto o carcinoma basocelular quanto o espinocelular têm relação intensa com o sol. Por isso, são mais frequentes em pessoas de pele e olhos claros, que, em geral, tiveram grande exposição solar durante toda a vida.

O melanoma apresenta-se como lesão castanha ou negra de bordas e cores irregulares. Neste caso, pode haver mudanças bruscas em pouco tempo, como inflamação e sangramento. O melanoma tem relação com o sol, mas a predisposição genética tem também grande importância.

Todos precisam estar atentos às mudanças na pele, principalmente àquelas marcas que mudam e não cicatrizam. Sabemos hoje em dia que o câncer de pele pode ser curado quando diagnosticado precocemente. Caso contrário, o tratamento é mais complexo, as cirurgias são mais complicadas, e a cura, mais difícil. Por isso, é importante realizar o tratamento preventivo.

Elaborado por:
José Antonio Jabour da Cunha

Você de bem com seu corpo

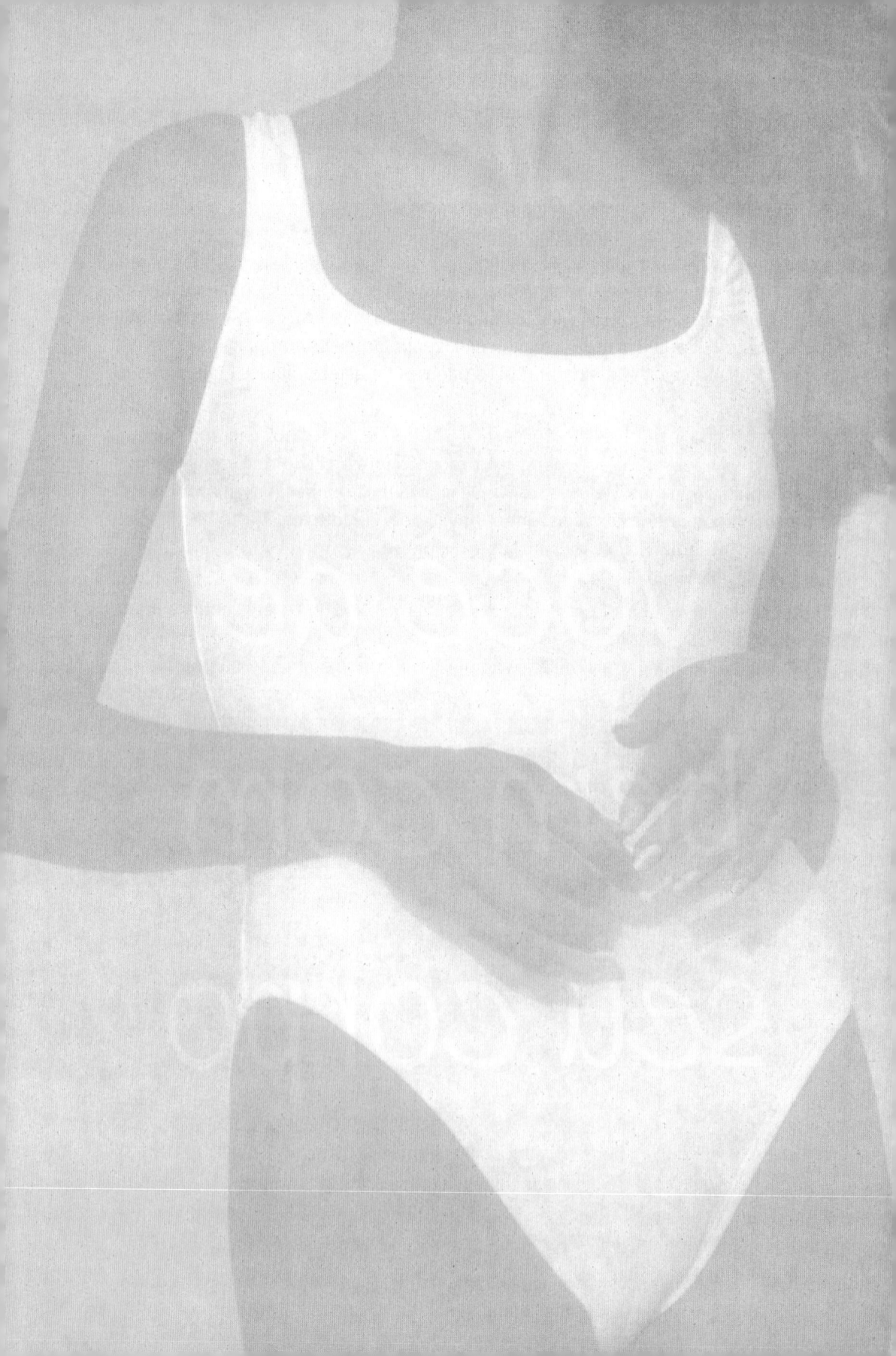

Obesidade

- Qual é o peso ideal?
- Qual o melhor tratamento para emagrecer?
- O que é gordura localizada?

As mulheres sofrem atualmente uma cobrança muito grande com relação à forma física. O padrão de beleza cultuado é o da magreza. Por isso, as mulheres buscam, cada vez mais, emagrecer, fazer tratamentos corporais para celulite, gordura localizada etc., e, assim, atingir os padrões de beleza ditados culturalmente.

Entretanto, a obesidade não inclui somente esses aspectos estéticos, ela está relacionada principalmente com a saúde. Sabe-se que pessoas obesas estão mais propensas a ter doenças como diabetes, dislipidemias, arterioesclerose, apneia do sono, depressão, varizes, colelitíase, hiperuricemia, câncer de mama, próstata e endométrio, incontinência urinária, gota, osteoartrites, hiperandrogenismo, irregularidades menstruais etc. Portanto, ter um peso "ideal" também faz parte da saúde.

O peso ideal é estipulado por meio de tabelas que incluem peso, altura e idade. Essas tabelas nem sempre são adequadas para avaliar o peso de uma pessoa. A medida mais acertada para avaliação de peso é o índice de massa corporal (IMC), que representa a relação entre peso e altura, sendo definido como o peso em quilos dividido pela altura em metros elevada ao quadrado. Por exemplo, uma mulher com 1,60 m que pesa 60 kg, possui IMC = 23,4 ($60 / 1,60^2$), considerado normal pela tabela abaixo:

IMC (Kg/m^2)	Classificação
< 18,5	Baixo peso
18,5 – 24,9	Normal
25 – 29,9	Pré-obeso
30 – 34,9	Obeso grau I
35 – 39,9	Obeso grau II
> 40	Obeso grau III

Tabela: Classificação pelo IMC

Na verdade, obesidade nem sempre implica excesso de peso, o que deve ser avaliada é a relação entre a massa magra e a porcentagem de gordura corporal. Uma mulher é considerada obesa quando apresenta mais de 30% do seu peso representado pela gordura corporal.

Beleza levada a sério

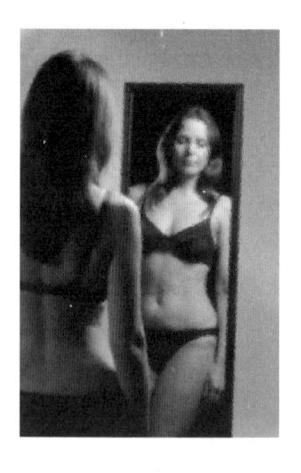

Na verdade, para garantir a saúde, o ideal é que o peso seja estável, mesmo que esteja em níveis acima do índice dado pelo IMC. As variações de peso são mais prejudiciais para o organismo do que a manutenção de um peso, mesmo que acima do considerado ideal. O chamado "efeito sanfona", ou seja, engordar e emagrecer repetidas vezes em períodos curtos de tempo traz grandes prejuízos para o metabolismo e facilita o acúmulo de gordura visceral.

As causas do ganho de peso incluem fatores genéticos, responsáveis principalmente pelo padrão de distribuição da gordura corporal. Por exemplo, o acúmulo de gordura na forma de gordura visceral, ou seja, ao redor dos órgãos abdominais, a pior em termos de riscos para a saúde, é em grande parte determinado geneticamente. Observa-se, também, em muitas famílias, a distribuição da gordura na forma ginoide nas mulheres, o que determina acúmulo principalmente nos quadris.

Um balanço energético positivo, ou seja, ingerir mais energia do que se gasta, é um fator primordial para o ganho de peso. Essa condição pode ser alcançada por pessoas que comem muito ou que comem alimentos muito calóricos, e também por aquelas que gastam pouca energia, as sedentárias.

Outro fator relevante é o componente emocional. Muitas pessoas passam a comer mais, ou a comer mais doces quando estão sob estresse, e acabam engordando. Além disso, nosso organismo responde de forma diferente a situações de estresse, podendo alterar a produção de certos neurotransmissores cerebrais que influenciam no balanço energético e na atividade dos adipócitos. Desta forma, realmente há pessoas que engordam quando passam por situações de tensão, mesmo sem alterar seu tipo de dieta.

Para que a perda de peso seja alcançada, é necessário um balanço energético negativo, ou seja, é necessário que a pessoa gaste mais energia do que está consumindo. É por isso que todos os tratamentos de emagrecimento incluem dietas hipocalóricas e atividade física – sem isso pouco resultado é conseguido. A maioria das mulheres quer resultados rápidos, mas perder muito peso em pouco tempo torna muito mais difícil a manutenção deste.

O tratamento da obesidade inclui dietoterapia associada aos exercícios físicos, sendo possível a utilização de medicamentos que inibem o apetite ou que dão maior sensação de saciedade, facilitando muito o cumprimento das dietas hipocalóricas. Esses medicamentos devem ser indicados com muita precisão por um médico, pois podem alterar algumas condições preexistentes, como hipertensão e arritmias cardíacas. Além disso, podem alterar o humor, deixando a pessoa mais irritada e agitada, ou acentuando alguma condição como depressão ou distúrbio bipolar preexistentes. É sempre bom lembrar que esses medicamentos normalmente causam secura na boca, constipação e podem causar insônia. Há também outra classe de medicamentos, "os disabsortivos", que impedem a absorção de determinados alimentos ou de parte deles, estes que normalmente causam cólicas, flatulência ou diarreia.

Atualmente tem se falado muito nas cirurgias de redução de estômago. Esse tipo de tratamento é indicado em casos de obesidade mórbida, quando o excesso de peso traz riscos importantes para a saúde da pessoa. As técnicas que podem ser utilizadas incluem a ressecção de parte do estômago, o uso de balões que ocupam parte do volume estomacal e o uso de grampos que diminuem o volume do estômago. Essa redução do volume estomacal faz com que a pessoa se sinta satisfeita com uma quantidade muito menor de alimentos. Mais uma vez, cabe ressaltar que tais cirurgias exigem a indicação precisa de um médico, pois incluem riscos que precisam ser muito bem ponderados. Além disso, quem se submete a esse tipo de tratamento precisa estar conscientizado de que algumas rotinas se modificarão de forma permanente, como, por exemplo, o tipo e o volume da dieta.

O tratamento da obesidade é muito complexo, pois não implica somente a perda de peso, mas principalmente a sua manutenção. É exatamente nesse ponto que se encontra a maior dificuldade no tratamento da obesidade. Muitas pessoas conseguem perder peso, mas acabado o tratamento retomam todos os hábitos errôneos de antes. Para manter o resultado é preciso mudar hábitos de vida, buscar uma alimentação mais saudável e menos calórica, praticar exercícios físicos com regularidade e, principalmente, sentir-se bem com esses novos hábitos.

Gordura localizada

A gordura localizada representa, atualmente, verdadeiro "fantasma" para as mulheres. Nem sempre ela vem acompanhada de excesso ou de sobrepeso, mas representa determinados locais de acúmulo que comprometem a estética corporal como um todo.

Sabe-se que existem diferentes receptores em nível de tecido adiposo, que determinam a facilidade para a deposição de gordura em determinadas áreas. Por exemplo, a maioria das mulheres tem facilidade para acumular gordura nos quadris, ou seja, os culotes, determinando a forma ginoide do corpo. Já os homens, normalmente, acumulam gordura em nível abdominal. Esse padrão de depósito sofre predisposição familiar e é influenciado por fatores ambientais, como a dieta e a atividade física.

Muitas mulheres não têm facilidade para engordar, mas por determinados erros alimentares, como uma dieta rica em alimentos muito calóricos, desenvolvem áreas

Beleza levada a sério

de gordura localizada. Aquelas que engordam com facilidade sempre apresentam locais em que os acúmulos de tecido adiposo são maiores, levando à formação de áreas de gordura localizada.

É interessante ressaltar que a gordura localizada é muito resistente a diminuir, muitas vezes, mesmo que se atinja o chamado peso ideal, o "fantasma" da gordura localizada continua existindo. Os principais locais em que ocorrem esses acúmulos são: culotes, abdome, cintura e joelhos. Atualmente existem maneiras de tratar essa gordura localizada, mas, antes de qualquer coisa, deve-se começar pela adoção de hábitos alimentares saudáveis e a prática regular de exercícios físicos. As opções terapêuticas incluem desde tratamentos com injeção local de medicamentos até a cirurgia (lipoaspiração).

Há uma técnica chamada hidrolipoclasia (injeção de soro fisiológico na área de gordura localizada, seguida da aplicação de ultrassom) que promove agressão aos adipócitos, diminuindo a área tratada. Essa técnica é um pouco dolorida e costuma deixar alguns hematomas no local, sendo necessárias duas a quatro sessões, com intervalos quinzenais, para obter bons resultados.

A lipoaspiração é uma técnica cirúrgica, geralmente realizada com anestesia local e sedação. São utilizadas cânulas especiais, introduzidas por pequenos cortes na pele (aproximadamente 1 cm), que fazem a sucção da gordura. Normalmente deixa grandes áreas de hematomas, necessitando do uso de cinta de retenção por 15 a 30 dias. Os resultados são excelentes, desde que seja indicada por um médico especialista.

É importante destacar que todos os tratamentos citados devem ser realizados por um médico experiente na área, pois, assim como qualquer tratamento que envolve a aplicação de medicamentos, existem riscos, inclusive o de morte, no caso de reações adversas.

Como Cuidar dos Seios
Tenha seios como sempre desejou

- Devo passar cremes nos seios?
- Existe tratamento para seio caído?
- O que é o autoexame?

Da mesma forma que tratamos a pele do rosto precocemente para retardar o envelhecimento, também devemos dar atenção para os seios, pois eles precisam de cuidados especiais; já que exercem funções fisiológicas (amamentação), estéticas (autoestima) e de atração sexual.

Os seios possuem, além da pele, glândulas mamárias, tecido adiposo, ligamento de suporte do seio, tecido conjuntivo, estando estes inseridos no músculo grande peitoral, que serve de apoio e resistência à gravidez. Também dá firmeza ao seio a segunda camada da pele, a derme, onde estão localizadas as fibras de colágeno, elastina e reticulina (responsáveis pela tonicidade). As mamas quase sempre diferem em tamanho, a direita geralmente é maior e localizada mais abaixo.

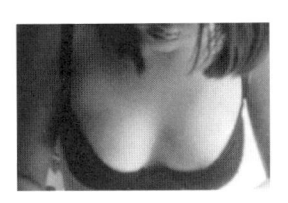

Com o decorrer da idade os seios sofrem alterações que contribuem para a flacidez, como: fator genético, alterações hormonais, mudanças bruscas de peso, gravidez, amamentação, tipo de pele, pouca atividade física, banho de sauna (a água em pele macia resseca), *topless* e bronzeamento artificial.

Os tratamentos estéticos visam estimular a formação de novas fibras de colágeno, melhorar a circulação, liberar toxinas, além de melhorar a musculatura de sustentação.

Algumas medidas são necessárias para a complementação desses tratamentos, entre as quais estão:

- Exercícios locais: para fortalecer a musculatura peitoral. Podem ser feitos com pesinhos, barra ou mesmo a flexão dos braços, realizados, no mínimo, três vezes por semana.
- Usar sutiã: sempre em qualquer situação, de preferência com alças largas (sustentação); auxiliam a musculatura contra o efeito da gravidade.
- Prevenção do câncer: procurar seu ginecologista para exames periódicos e, pelo menos uma vez por mês, realizar o autoexame dos seios.

No caso de tratamentos estéticos, esses são complementares às medidas anteriores.

Autoexame

O autoexame pode ser feito uma vez por semana, na hora do banho.

O braço direito apalpa o seio e a axila esquerdos em toda sua extensão, fazendo discreta pressão para sentir na profundidade.

O braço esquerdo apalpa o seio e a axila direitos, da mesma forma.

Se na apalpação forem encontrados caroço, tumoração ou dolorimento, procure imediatamente o médico.

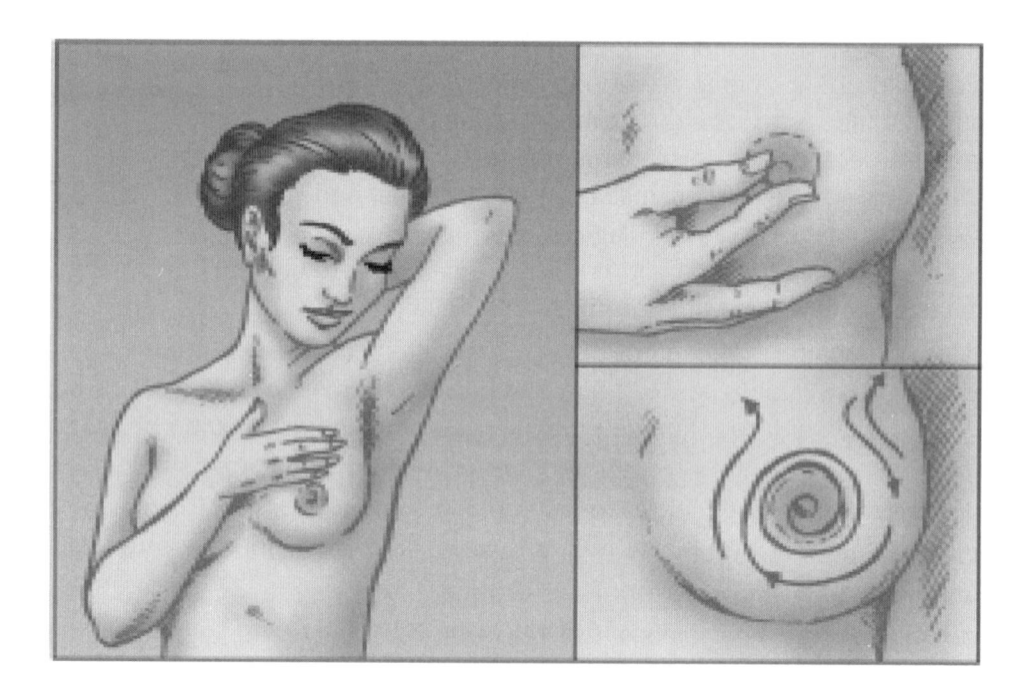

Celulite

- O que é celulite?
- Quem tem celulite?
- Como tratar a celulite?

A celulite é uma das grandes inimigas da mulher, sendo a queixa corporal mais frequente nas clínicas dermatológicas, seguida por gordura localizada, estrias e outras. Ela atinge cerca de 90% das mulheres a partir da adolescência, sendo mais comum na raça branca. Em virtude da multiplicidade de opções de tratamentos oferecidos em anúncios, é importante ressaltar a necessidade de procurar um profissional especializado a fim de receber uma orientação adequada sobre os cuidados e tratamentos ideais para cada caso.

Mas, afinal, o que é celulite?

A celulite ou lipodistrofia ginoide (denominação científica) é uma alteração cutânea resultante de modificações do metabolismo e características particulares das células de gordura e dos septos fibrosos intercelulares do tecido subcutâneo. Manifesta-se clinicamente através de irregularidades na pele, com presença de relevos e depressões de intensidades variáveis na superfície das áreas afetadas. É consequência de acúmulo de gordura, alterações circulatórias e da mobilização de líquidos, bem como do metabolismo celular nas camadas mais profundas da pele. É uma condição esteticamente desagradável que afeta principalmente as mulheres e apresenta características multifatoriais.

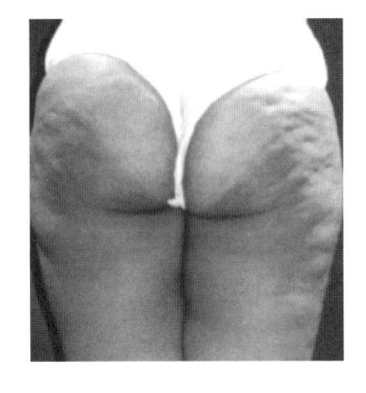

A celulite atinge cerca de 85% das mulheres com mais de 35 anos de idade, sendo bastante rara em homens. O termo celulite foi utilizado inicialmente por médicos franceses para descrever o que acreditavam ser uma forma de gordura localizada que acumulava-se principalmente no corpo das mulheres, localizada nas coxas, nádegas, braços e abdome, adquirindo a pele das regiões afetadas aparência áspera e com pequenas depressões. A celulite é especialmente frequente após a menopausa, e seu manejo e tratamento são difíceis e envolvem múltiplos aspectos.

A celulite é uma inflamação do espaço ao redor das células adiposas, com diversas implicações e consequências no metabolismo local. Embora esteja muito relacionada à obesidade, pode aparecer em pessoas de peso normal e, até mesmo, nas que estão abaixo do peso. Mulheres brancas são mais suscetíveis à celulite do que as negras e há uma relação clara com o tipo de hábito alimentar. Uma alimentação equilibrada e atividade física regular tem influência de até 70% no resultado dos tratamentos.

Beleza levada a sério

O aspecto de "casca de laranja" causa incômodo e insatisfação com o próprio corpo, levando à procura por uma solução para o problema. As causas que dão origem à celulite não são totalmente compreendidas. Além da predisposição genética, alterações enzimáticas e hormonais parecem estar envolvidas, diminuindo a destruição das células gordurosas ou aumentando o seu volume. As regiões mais afetadas pela celulite são aquelas onde as mulheres costumam acumular mais gordura: abdome, quadris, culotes, nádegas, coxas e pernas.

Quanto às causas da celulite, elas são várias e estão associadas. Existe um fator genético (hereditariedade), que relaciona-se com fatores hormonais e se soma a uma alteração circulatória local, a qual está relacionada a uma diminuição da drenagem linfática. A celulite se desenvolve na parte mais superficial das camadas de gordura existentes abaixo da pele, conhecida como hipoderme. As células de gordura na hipoderme estão organizadas em câmaras divididas por septos (traves fibrosas) de tecido conjuntivo. Nas mulheres, as células adiposas se alargam em função do acúmulo de gordura. As paredes dos capilares (pequenos vasos sanguíneos) tornam-se excessivamente permeáveis, causando o acúmulo localizado de fluidos, que não conseguem ser eliminados em função de uma drenagem linfática insuficiente. Com isso, as células adiposas agrupam-se e ficam ligadas por fibras de colágeno, dificultando a circulação sanguínea, provocando o endurecimento e contração dos septos de tecido conjuntivo, que puxam a pele para baixo, resultado no aspecto irregular da pele.

O armazenamento de gordura e o metabolismo das células adiposas sofrem influências de hormônios, dieta e exercícios. Os hormônios comandam mudanças na circulação sanguínea, na drenagem linfática, no tecido adiposo e no tecido conjuntivo. As alterações hormonais da menopausa, síndrome pré-menstrual, gravidez e durante o início do uso da pílula anticoncepcional são diretamente relacionadas com a piora da celulite. Também se atribui o agravamento do quadro a aumento de peso, má nutrição, quantidade insuficiente de água ingerida e sedentarismo. A idade é acompanhada de perda de consistência e tônus do tecido conjuntivo, o que torna a celulite mais visível e intensa.

A celulite é multifatorial, por isso não é possível curá-la. Trata-se de uma alteração progressiva, que piora com a idade. No entanto, é possível controlar o quadro e melhorar a aparência cutânea, através da interferência nos vários fatores envolvidos no processo.

Como a celulite se forma?

No nosso organismo, algumas células têm a função de acumular energia sob a forma de gordura, para ser usada quando necessário. Essas células são os adipócitos (células de gordura), que se localizam na hipoderme, a camada mais profunda da pele. Nas mulheres, esta camada apresenta septos fibrosos ligando a superfície ao tecido mais profundo. Estas pontes fibrosas repuxam a pele para baixo, dando o aspecto dos "furinhos", que é característico da celulite. Além disso, fatores como hereditariedade, alterações hormonais e enzimáticas, em conjunto, levam a uma alteração circulatória com acúmulo de líquidos e proteínas nas células de gordura, provocando uma modificação da textura do tecido subcutâneo e, posteriormente, uma irregularidade da superfície da pele, que leva ao aspecto visual de "casca de laranja". A celulite pode estar, ou não, associada à obesidade. No entanto, com o aumento do peso, ela aparece mais, pois o aumento das células gordurosas acentua o repuxamento das fibras. Quando o acúmulo de gordura ocorre de forma excessiva, pode comprimir vasos sanguíneos e linfáticos levando à formação de edema (inchaço) e fibrose. Nesta situação, a celulite se torna mais grave, formando áreas endurecidas e nodulares. Em alguns casos, ocorre inflamação e dor local.

De acordo com a gravidade, a celulite pode ser classificada em quatro graus:

- Grau I: As depressões só são percebidas quando a pele é comprimida. Pode aparecer até mesmo nas crianças, sendo mais comum nas adolescentes.
- Grau II: As depressões já são percebidas sem comprimir a pele. Passando a mão sobre a pele, já se percebe uma ondulação, sendo possível sentir alguns nódulos.
- Grau III: Os nódulos são bastante perceptíveis e têm consistência endurecida, demonstrando que já houve formação de fibrose. Pode haver dor local.
- Grau IV: É o mais grave. São vistos macronódulos e sinais de grande aderência aos planos profundos.

Tratamento

Tratar a celulite é sempre um grande desafio. É importante salientar que não existe tratamento único nem cura. Por ser uma afecção de múltiplas causas, existem várias medidas que, se associadas, irão melhorar o aspecto estético, sendo sempre necessárias manutenções periódicas.

Lembrar que, sendo uma alteração em que estão envolvidos aspectos hormonais, mudança no tecido (nódulos e depressões) e problemas vasculares, o ideal é procurar um médico especialista. Com um tratamento completo e adequado, com correção dos problemas orgânicos, a melhora será mais fácil e duradoura.

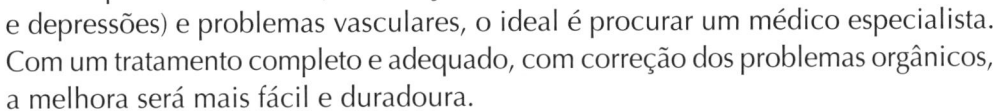

Medidas gerais que devem ser tomadas:
- Emagrecer com orientação médica sempre que estiver acima do peso ideal;
- Aumentar o consumo de água (dois litros diários, no mínimo);
- Diminuir a ingestão de sal e evitar refrigerantes;
- Reduzir o consumo de álcool, cigarro e café;
- Evitar roupas apertadas e sapatos com salto alto;

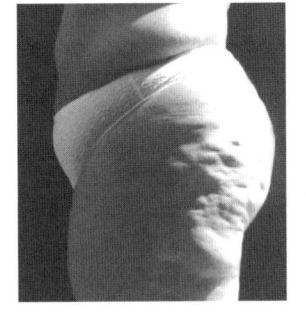

- Usar meia elástica quando houver inchaço nas pernas;
- Realizar atividade física pelo menos três vezes por semana, sempre com orientação especializada;
- Alguns medicamentos, como anticoncepcionais, que contenham altas doses de hormônios, podem interferir na celulite (consulte seu médico);

  Medidas específicas. As mais conhecidas são:

- Medicação oral: Não há medicação específica e muito menos aquela que promova cura. Esse tipo de produto contém princípios ativos genéricos e naturais que melhoram a circulação sanguínea, aumentam a eliminação de líquidos e ativam o metabolismo de gordura. Neste caso, somente o médico pode prescrever a medicação, o que ocasionará alguma melhora, principalmente nos casos de celulite leve (graus I e II), mas apenas durante seu uso, sendo necessários, no mínimo, dois meses para obter resultados visíveis.
- Uso de cremes: Ainda não há uma cura milagrosa para a celulite. A eficácia de todos os tratamentos existentes depende da alimentação, da prática regular de exercícios físicos, do estágio em que a celulite se encontra, da predisposição genética e de possíveis alterações hormonais. Sozinho, um creme anticelulite consegue reduzi-la em 15%, somado a uma dieta balanceada e à prática regular de exercícios, podendo levar a uma melhora de até 80% no aspecto da pele. Existem inúmeros produtos no mercado que contém em sua composição cafeína, retinoides, centella asiática, castanha-da-índia, L-carnitina, extrato de chá verde, alfa-hidróxiácidos, xantinas etc. Teoricamente esses compostos agiriam no metabolismo local da gordura, promoveriam lipólise, estímulo à microcirculação, estímulo a produção de colágeno (aumento do tônus da pele), entre outas ações. Carecemos de estudos que comprovem o nível de eficácia desses produtos. O uso de cremes, isoladamente, sem mudanças na alimentação, prática de atividades físicas etc., não surte efeitos milagrosos na melhora da celulite.
- Drenagem linfática: Consiste numa massagem específica que estimula a drenagem de líquidos. Feita por indivíduos especializados de uma a duas vezes por semana, é um tratamento que sempre deve ser associado a outras técnicas. As manobras ajudam na eliminação de líquidos que extravasam dos vasos e ficam acumulados nos tecidos. Os movimentos devem ser suaves e lentos, seguindo o trajeto do sistema linfático e fazendo com que esse líquido retido seja inserido nos vasos linfáticos e posteriormente eliminado através do sistema urinário. A celulite é formada por gordura, líquido e traves de tecido conjuntivo que aprisionam os nódulos de gordura. Sendo assim, a manipulação da gordura, das traves fibrosas e do líquido retido, favorece sua eliminação através do sistema linfático e sua metabolização, aumenta a chegada de sangue no local e aumenta

as trocas metabólicas – a velocidade de todos esses processos aumenta. Por isso, a retenção de líquido que há na celulite diminui com a drenagem linfática. Assim sendo, a drenagem linfática está indicada para todos os graus de celulite.

- Ultrassom: Aparelho que emite ondas eletromagnéticas que melhoram a troca de nutrientes no tecido comprometido. É um tratamento complementar com pouca eficácia e que deve ser indicado e acompanhado por médicos. O ultrassom terapêutico tem se mostrado eficaz como recurso auxiliar na redução de medidas e no combate a gordura localizada e celulite por ter sua ação efetivamente potencializada através da fonoforese. O efeito mecânico e/ou térmico do ultrassom promove modificações nas ligações intercelulares e aumento da permeabilidade da membrana celular, promovendo a difusão de substâncias através da pele. Por meio desses mecanismos de ação e da penetração cutânea facilitada pelo ultrassom, essa modalidade terapêutica atuaria na melhora da celulite. No entanto, não existem evidências científicas suficientes para comprovar a real eficácia desse método na melhora da celulite; mais estudos ainda são necessários. A indicação, em tese, seria para celulite de graus mais avançados e associada à gordura localizada.

- Intradermoterapia: É uma técnica efetuada por meio da aplicação de um coquetel de medicamentos, com diferentes mecanismos de ação, que promovem a diminuição da gordura no local tratado. São aplicadas injeções de substâncias que agem contra a celulite e a gordura localizada. O princípio básico da intradermoterapia é a aplicação de medicamentos próximos ao local onde irão agir. Então, uma pequena quantidade aplicada no local-alvo terá uma forte ação neste, e quando absorvida e distribuída no resto do organismo, haverá diluição e os possíveis efeitos colaterais serão diminuídos. Intradermoterapia é apenas uma maneira de administração de medicamentos; pode ser excelente, inútil ou até prejudicial dependendo de quem realiza o tratamento (que deve ser sempre um médico treinado e habituado com a técnica), do tipo de medicamento aplicado, do problema a ser tratado e do órgão-alvo onde foi feita a aplicação. Os medicamentos usados em intradermoterapia são lipolíticos, ou seja, destroem a gordura do tecido. É fundamental a associação do tratamento com a prática de atividades físicas, ingestão de líquidos e alimentação balanceada.

- Endermologia: Tratamento não invasivo que recorre a um aparelho motorizado (composto por um sistema de sucção e dois rolos) que, à medida que vai enrolando e desenrolando a pele, torna-a mais lisa, com menos irregularidades. Os movimentos do aparelho estimulam a circulação sanguínea e a drenagem linfática, diminuindo consequentemente a celulite. É indicada para todos os graus de celulite (exceto a celulite com flacidez), com o número de sessões aumentando, conforme a gravidade do caso, em um mínimo de 20 sessões.

- Radiofrequência: Um aparelho que age através da radiofrequência proporciona a quebra de gordura em diferentes níveis da pele. O procedimento de quebra ocorre devido ao aquecimento volumétrico que propicia o aumento da tonicidade da pele e a compactação dos adipócitos. O aparelho utiliza a radiação eletromagnética de alta frequência para estimular a produção do colágeno, que constitui as fibras reticulares e é responsável pelo fortalecimento dos tecidos. Essa radiação não danifica a pele e age de forma não invasiva, ou seja, não causa nenhum rompimento de tecido. Com as ondas eletromagnéticas, o procedimento estimula a agitação das moléculas de água, ou seja, a energia eletromagnética proveniente do aparelho transforma-se em energia térmica. O calor provoca a formação de um novo colágeno na região. Através do aquecimento volumétrico, que ocorre em todos os tecidos que contém moléculas de água, a radiofrequência estimula o metabolismo das células adiposas e as fibras do colágeno. Esse estímulo, por sua vez, provoca a quebra da gordura e reduz a gordura localizada. A radiofrequência é responsável pela aceleração do metabolismo nas células e realiza uma drenagem linfática, que estimula a eliminação das impurezas produzidas pelo metabolismo. Está indicada para todos os graus de celulite e principalmente para os casos em que há flacidez associada.
- Fotomologia: Atuação nas células de gordura, através de mecanismo de ação que combina a energia do *laser* de diodo, da luz e o vácuo, para seletivamente agir sobre os componentes responsáveis pelo aparecimento da celulite.

    Luz: Produz aumento da permeabilidade celular e emulsificação da gordura. Melhora a oxigenação do tecido.

    Laser: Modifica a célula gordurosa, provocando liquefação da gordura e estímulo da produção de colágeno pelo calor.

    Massagem: Promove drenagem e eliminação da gordura.
- Aparelhos que combinam tecnologias no combate a celulite: Exemplo: Tratamento da celulite através de luz infravermelha, radiofrequência, sucção e massagem. Equipamento que oferece o sistema ELOS (*electro optical synergy*). Sinergia de técnicas possibilita melhores resultados.
    1. Infravermelho: Estimula a produção de colágeno e a remodelação corporal.
    2. Radiofrequência: Aumenta a difusão do oxigênio dentro da célula e destrói o tecido gorduroso.
    3. Sucção: Melhora circulação sanguínea.
    4. Massagem mecânica: Melhora da drenagem linfática.
- Subcisão: Os casos mais avançados de celulite, quando se formam "buracos" sobre a pele das nádegas e parte alta das coxas, podem ser tratados com cirurgia e anestesia local. Essas depressões da pele são formadas por septos fibrosos

subcutâneos que puxam a superfície da pele para baixo, dando o aspecto de casca de laranja. A técnica, chamada de subcisão, consiste exatamente na eliminação desses septos e preenchimento do espaço deprimido. Uma agulha de ponta cortante é introduzida sob a pele, provocando descolamento e sangramento no local. Este sangramento forma um hematoma que se reorganiza, dando formação a novo tecido colágeno, que preenche o espaço. No caso da cirurgia para o tratamento da celulite, a agulha "bisturizada" é usada para cortar os septos fibrosos abaixo da pele, causadores das depressões da celulite em estágio avançado. O corte interrompe a tração exercida pelos septos sobre a pele, que é liberada e se eleva, corrigindo as depressões características da celulite. Além disso, como a agulha também atinge vasos sanguíneos, o hematoma dará origem a novo tecido conjuntivo, que ocupará o espaço antes deprimido. O período pós-operatório é longo – cerca de 30 dias – e exige cuidados especiais da paciente, como o uso de cinta compressiva, além de acompanhamento médico. Formam-se grandes manchas roxas que posteriormente serão reabsorvidas pelo organismo. Por tratar-se de um procedimento cirúrgico, só pode ser realizado por médicos treinados para a correta execução da técnica.

Conclusão

Ainda estamos longe de alcançarmos a cura total para a celulite, e talvez isso não aconteça, por se tratar de um tipo de alteração provocada por causas tão diversas quanto complexas. Porém, cabe a médicos e profissionais ligados à estética não desprezar a queixa da paciente e, por meio de tratamentos associados e orientações de hábitos saudáveis, obter resultados mais próximos dos desejados.

Elaborado por:
Carolina Reato Marçon

Estrias

- Como prevenir as estrias?
- Quais as causas das estrias?
- Existe desaparecimento das estrias?

Estrias são cicatrizes que ocorrem na pele, principalmente na adolescência e na gravidez. Acometem uma proporção de quatro mulheres para cada homem. Neles as regiões de maior incidência são as faces externas das coxas e a região lombossacra ("estrias de crescimento"). Nas mulheres, as estrias são mais frequentes nas faces interna e externa das coxas, nádegas e mamas.

No início, as estrias podem aparecer avermelhadas ou arroxeadas. Com o tempo, vão se tornando esbranquiçadas e menos evidentes.

Estudos mais recentes apontam a importância dos hormônios (aumento da secreção de cortisol) como causa preponderante no aparecimento das estrias. Adolescentes grávidas têm mais estrias que as mulheres mais velhas, considerando o mesmo ganho de peso. Esse fato reforça o envolvimento hormonal como causa preponderante no aparecimento das estrias. Sendo assim, o período da puberdade e o da gravidez são os de maior aparecimento delas.

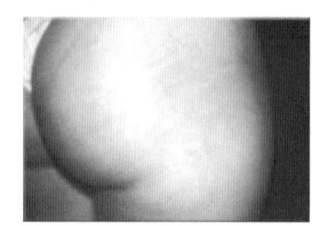

Outras causas que provocam o aparecimento das estrias são: distensões abruptas ou progressivas de uma determinada região do corpo, como, por exemplo, o braço de halterofilistas. O uso de medicações (corticoides) por via oral ou tópica é um importante fator desencadeante.

Medidas preventivas como hidratação adequada da pele e controle do peso com dieta balanceada e exercícios regulares, sem exageros, são muito importantes para quem tem propensão a estrias.

Tratamento

Não existe nenhuma medida integralmente eficaz para o desaparecimento completo das estrias, até o momento. Porém, é possível amenizar o aspecto inestético, através de diferentes modalidades de tratamento.

Dentre eles, destacam-se:

- Uso doméstico de ácidos: O ácido retinoico é o mais famoso e eficaz e deve ser receitado somente por médicos e utilizado em concentrações de 0,025 a 0,1%, para estimular as fibras de colágeno. O uso domiciliar de ácidos deve ser feito sempre à noite, recomendando-se lavar a região pela manhã, sempre com uso de hidratantes potentes durante o dia e evitando a exposição solar.
- *Peeling* superficial: esfoliação leve feita com o uso de ácidos (como o retinoico e o glicólico). Requer várias sessões, mas pode ter resultados interessantes.

- Micro-dermoabrasão: consiste na esfoliação superficial da estria, com o auxílio de uma lixa de diamante acoplada a um pequeno motor. Requer inúmeras sessões e tem resultados limitados. É uma alternativa de tratamento que pode ser realizada mesmo durante a gestação.
- Subcisão: procedimento em que se utiliza uma agulha, executando movimentos de raspagens sob a estria. Está indicado para estrias largas e atróficas, proporcionando bons resultados. Pode deixar hematomas no local durante o processo de recuperação.
- *Laser*: são os tratamentos mais potentes disponíveis. Alguns usam uma luz que tem afinidade pelo pigmento vermelho, clareando a estria e produzindo melhora significativa, principalmente no caso de estrias recentes (arroxeadas). Outros são atraídos pela água e agem na profundidade, criando micro túneis de ablação e/ou coagulação da pele (*lasers* fracionados) que são capazes de estimular a remodelação e a formação de um novo colágeno, melhorando também as estrias antigas (esbranquiçadas). Destes, o mais potente é o *laser* de CO^2. *Lasers* devem ser usados com cautela, pois podem deixar manchas escuras onde aplicados, principalmente em peles mais morenas.
- Rolagem ou tratamento com "rollers": são rolos cobertos por microagulhas, que fazem microfuros na pele, promovendo estímulo do colágeno. Em alguns casos, aplica-se sobre a pele produtos (como ácidos, vitamina C etc.) logo após o uso do rolo de agulhas, a fim de permitir a maior penetração dos ativos através dos "túneis" criados na pele. Este é o príncipio conhecido como "Drug delivery", muito em voga atualmente.

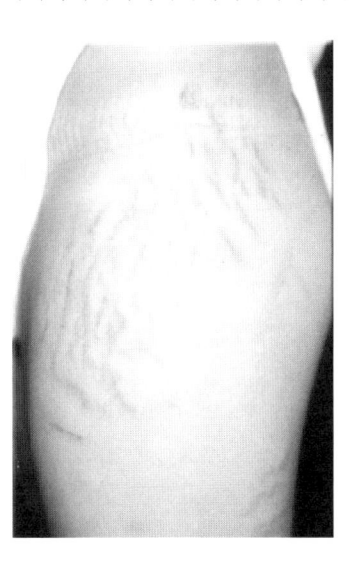

Todos os tratamentos citados devem ser feitos sempre por um médico habilitado, sendo um dermatologista o mais indicado. No caso de peles morenas, o cuidado deve ser maior, pois estão mais sujeitas a manchas. Durante o tratamento é contraindicada a exposição solar.

Outro cuidado importante é com a profundidade da pele que se atinge com o tratamento, uma vez que as estrias geralmente estão localizadas em regiões de difícil cicatrização e tratamentos agressivos estão sujeitos à formação de queloides.

A medicina tem caminhado a passos largos no tratamento das estrias, porém ainda não se pode falar em cura. A orientação correta do médico e cuidados com tratamentos intempestivos são fatores essenciais para obter bons resultados. Novamente, as medidas profiláticas, ou seja, preventivas, são importantes para evitar essa ocorrência em níveis mais intensos.

Elaborado por:
Tatiana Jerez Jaime

Mãos e Pés

A pele das mãos e pés é diferente?
O que é calosidade?
O que é frieira?

A pele das mãos e pés tem características diferentes do restante da pele, não apresentando produção de sebo. Além disso, tanto as mãos como os pés sofrem agressões mais frequentes, tanto de produtos químicos (mãos) como de sobrepeso (pés). Levando em conta as diferenças regionais, essas áreas necessitam de cuidados específicos, que serão enumerados a seguir.

Mãos

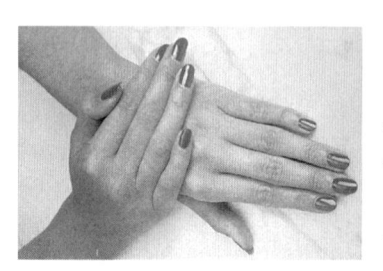

São importantes para a harmonia do corpo e também para a estética da pessoa. Em geral, mulheres e homens preocupam-se com o rosto e se esquecem das mãos que, devido a manchas e enrugamento, evidenciam o envelhecimento.

As mãos também estão sujeitas à agressão continuada de produtos químicos como detergentes, sabões, produtos de limpeza, além de poeira, giz, tecidos, entre outros. Elas podem apresentar a dermatite de contato por irritante primário ou por sensibilização. Nesse caso, tornam-se avermelhadas, ressecadas e pruriginosas (com coceira). Além disso, as mãos podem apresentar intertrigo, que consiste em avermelhamento e coceira entre os dedos, e também o famoso unheiro, que é o inchaço e o dolorimento ao redor das unhas. Essas alterações podem ocorrer pelo acometimento da pele por uma levedura chamada *Candida albicans*, que se aproveita da umidade para crescer nesses locais. A cutícula é a pele que envolve a unha, dificultando a agressão por agentes químicos e microrganismos. Quando é agredida, pode desaparecer, deixando o caminho livre para a entrada de fungos e bactérias. Por esse motivo, o unheiro, também chamado de panarício, torna-se crônico, principalmente se não houver proteção da cutícula.

Cuidados diários com as mãos:

Uso de filtro solar com proteção ampla, usado desde manhã.

A proteção diária é essencial para evitar as chamadas manchas senis, que tendem a aparecer nas pessoas de pele clara, por volta dos 40 anos.

Nesse caso, a proteção precisa ser em relação às luzes ultravioleta A B, para evitar o fotoenvelhecimento precoce.

A hidratação é fundamental para manter a qualidade da pele das mãos, principalmente se houver manipulação de agentes químicos, quando o uso rotineiro de luvas é recomendado.

Os hidratantes devem ter substâncias que mantenham a água na pele e também promovam um filme protetor, como: ureia, sorbitol, ácido hialurônico, alantoína, silicones, óleos vegetais, vitamina E, entre outras. O hidratante pode ser usado em toda a superfície da mão, inclusive nas unhas, várias vezes ao dia. Para melhorar a hidratação, colocar luvas plásticas após passar o creme, permanecendo com elas durante 2 horas ou mais, pois, com o aumento de temperatura, o creme irá penetrar mais.

Os mesmos cremes utilizados para o tratamento do envelhecimento do rosto podem ser usados para as mãos.

Tratamento para as mãos

As manchas senis, tão indesejáveis para as mulheres, começam a aparecer por volta dos 40 anos e podem ser tratadas por diversos tipos de substâncias ou procedimentos:

- Aplicação de nitrogênio líquido – substância química que causa queimadura pelo frio.
- Ácido tricloroacético – em apresentação líquida ou em forma de pasta, que irá provocar a formação de crosta e descamação.
- *Laser* – aparelho capaz de emitir luz que provoca queimadura local. Hoje ele é o tratamento mais específico para as manchas senis. A luz do *laser* tem como alvo a cor marrom e atinge somente a mancha, sem queimar o restante da pele. De maneira geral, todas essas substâncias provocam um tipo de queimadura, levando à formação de crosta. Esta "casquinha" deve cair após 8 a 12 dias, quando a pele ainda permanece avermelhada por alguns dias. Nos dias subsequentes ao tratamento a pele deve ser protegida do sol, e à noite, tratada com pomada de antibiótico. O clareamento ocorre em cerca de 15 dias.

Pés

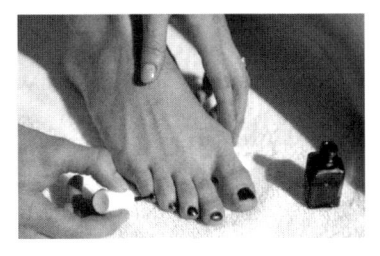

Em geral, permanecem fechados, abafados e suportam o peso do corpo, espessando nas áreas de maior atrito. As unhas dos pés são predispostas à micose porque os fungos crescem com mais facilidade nas áreas úmidas e quentes.

Para evitar e prevenir esses problemas, os pés devem permanecer arejados e secos. É importante evitar o uso exagerado de tênis e sapatos fechados.

Beleza levada a sério

Também é interessante secar muito bem os pés após o banho, principalmente entre os dedos. Havendo sinais de maceração entre eles, é aconselhável que se procure um médico.

O aparecimento dos calos ocorre por peso excessivo, micose, queratodermias e menopausa. Nesta, a diminuição hormonal aumenta o ressecamento dos pés. Qualquer lesão diferente de pele deve ser tratada pelo médico, pois pode ser olho--de-peixe (verruga) ou mesmo um tumor (melanoma).

Nos casos de ressecamento e calosidades, é interessante que sejam usados cremes hidratantes mais potentes, como ureia, ácido salicílico, ácido glicólico, mandélico, entre outros.

O hidratante para os pés pode ser passado duas vezes ao dia. Para incrementar a hidratação, é possível envolvê-los com plástico após a aplicação do creme. O abafamento provocará maior penetração do produto na pele.

As unhas devem ser cortadas de forma reta para evitar o encravamento. A cutícula deve ser manipulada o mínimo possível e com todos os cuidados de assepsia.

Os calçados usados durante o dia devem ser confortáveis. As mulheres devem evitar saltos muito altos.

Cuidados especiais com a beleza e a saúde

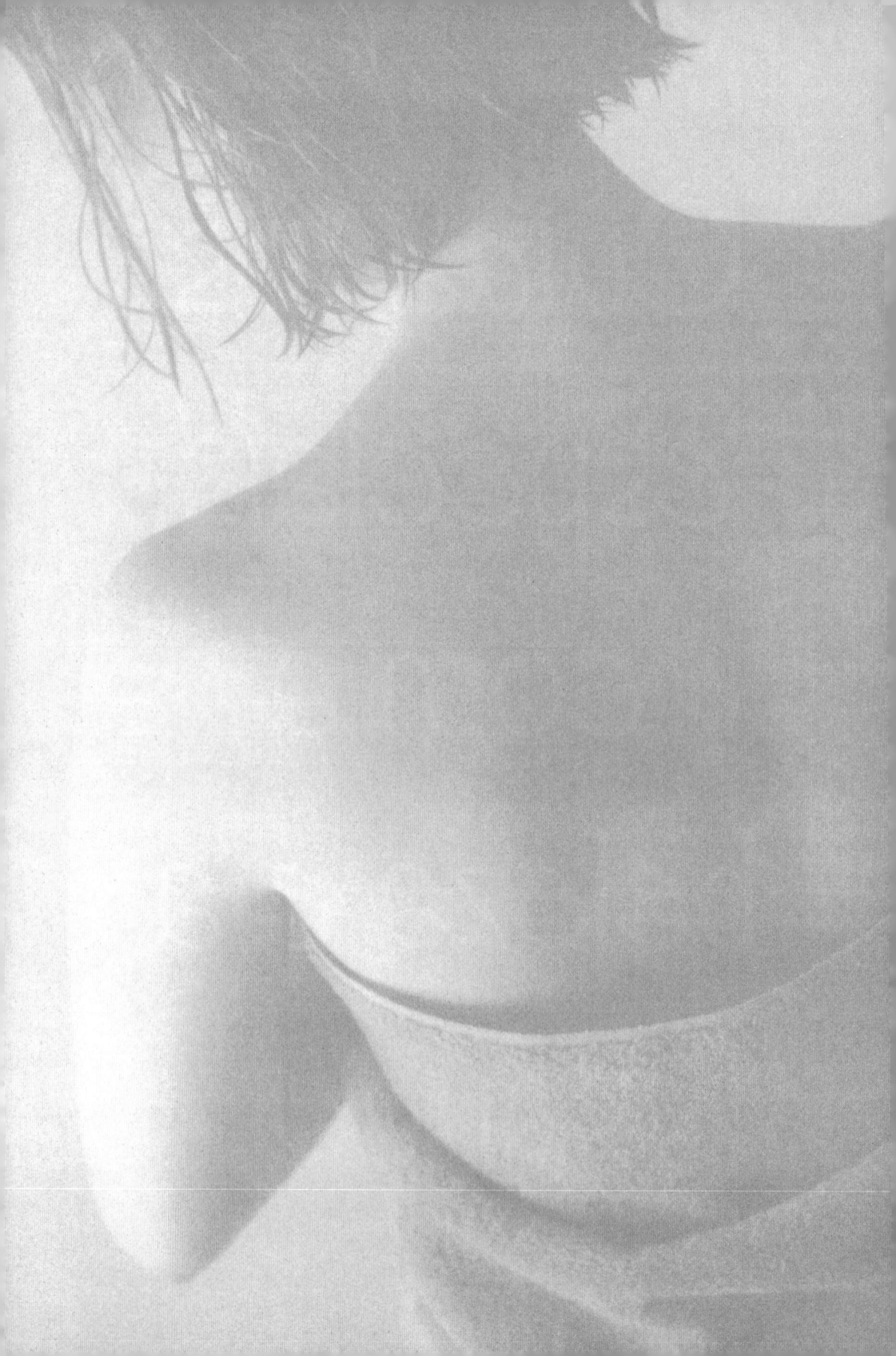

Nutrição e Dieta

- Qual a dieta ideal?
- Por que engordo mesmo comendo pouco?
- Quais alimentos evitam o envelhecimento?

Dieta

A saúde depende, na sua maior parte, das escolhas que cada um faz em relação a seus hábitos e estilos de vida. Uma das escolhas mais importantes é a alimentação, porque o bom funcionamento e a manutenção de nossas células e órgãos dependem da qualidade daquilo que ingerimos. Não podemos esquecer daquela frase: "Somos aquilo que comemos."

Dados epidemiológicos apontam um aumento crescente da obesidade e, ao mesmo tempo, há uma preocupação excessiva com a boa forma física. Parece controverso, mas, apesar do crescimento da ciência da nutrição, as pessoas, de uma maneira geral, preferem seguir dietas não convencionais, sem fundamento científico, que trazem perda de peso rápida, porém insustentável.

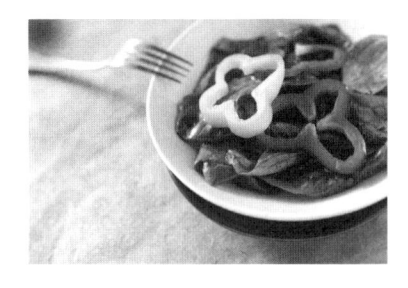

Existem vários tipos de dietas para perda de peso. De tempos em tempos, surgem novas dietas da moda que prometem emagrecimento fácil e instantâneo, porém não saudável.

De maneira geral, as dietas restritivas classificam-se em: hiperproteica (rica em proteína e gordura e pobre em carboidrato); pobres em gordura e ricas em carboidrato ou moderada em gordura, hipocalórica (pobre em caloria), dieta de detoxificação, e balanceada.

Aparentemente, a maioria das dietas em evidência favorece o emagrecimento, mas é difícil manter a restrição alimentar por muito tempo e, então, tem-se o reganho de peso. Na maioria delas tem-se uma perda de peso importante, mas temporária.

Além disso, muitas dietas acabam favorecendo a perda de massa magra (músculo e não de gordura), são monótonas, pobres em vitaminas e minerais, não melhoram os parâmetros metabólicos (colesterol, glicemia), aumentam o risco de desenvolver doenças cardiovasculares e osteoporose e não favorecem regulação positiva dos hormônios (leptina e insulina) para moderação da fome e saciedade.

Uma boa alimentação contribui para uma vida mais saudável, proporcionando, também, mais vitalidade e longevidade, além de prevenir o cansaço, excesso de peso e desenvolvimento de doenças como o diabetes, hipertensão e outras.

Plano de alimentação saudável

Em 2001, a NAASO (Associação Americana para o Estudo da Obesidade) publicou um estudo baseado em uma análise científica das dietas populares e concluiu que dietas hipocalóricas, balanceadas, individualizadas e que proponham uma reeducação alimentar trazem os resultados mais eficazes e duradouros para o emagrecimento.

O programa ideal para redução de peso deve favorecer o balanço energético negativo, ou seja, estimular a prática de atividade física para aumentar o gasto de energia e controlar a alimentação para diminuir a ingestão de calorias.

As calorias são provenientes dos carboidratos, proteínas e gorduras. Além do cômputo das calorias, a composição da dieta também é importante para uma perda de peso saudável e para modulação da sensação de fome e saciedade.

A dieta hipocalórica balanceada é composta por 55-60% das calorias na forma de carboidratos, 15% de proteínas e 30% de gorduras.

Cada grupo alimentar é importante e não devemos seguir "dietas da moda" que suprimem algum deles.

A pirâmide dos alimentos é um instrumento simples e prático para guiar a escolha alimentar, baseando-se nos princípios de variedade, proporção e moderação.

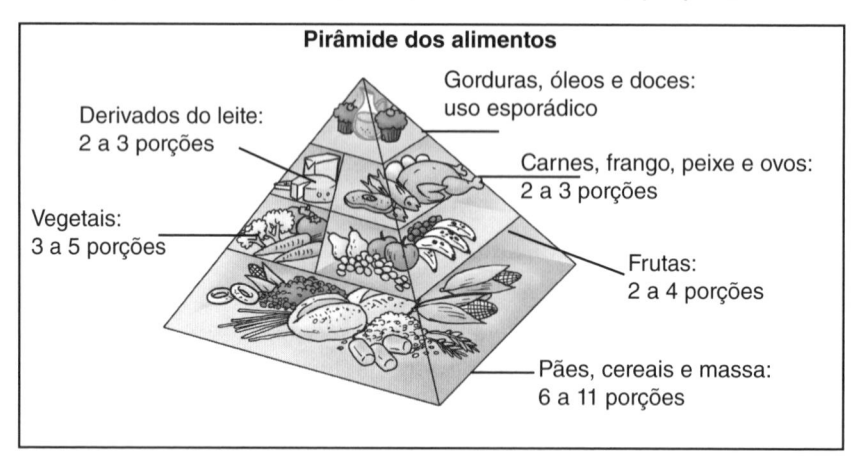

Pirâmide dos alimentos

- Derivados do leite: 2 a 3 porções
- Gorduras, óleos e doces: uso esporádico
- Vegetais: 3 a 5 porções
- Carnes, frango, peixe e ovos: 2 a 3 porções
- Frutas: 2 a 4 porções
- Pães, cereais e massa: 6 a 11 porções

Os **carboidratos**, na base da pirâmide, são representados pelos pães, massas e grãos. Cada grama de carboidrato fornece quatro calorias. A função do carboidrato é, essencialmente, fornecer energia ao organismo e, por isso, são chamados de "combustível" das células. Os cereais integrais contêm grande quantidade de fibras — o que garante maior sensação de saciedade —, vitaminas e minerais, além de ter baixo índice glicêmico (não elevam o nível de açúcar no sangue). A ingestão inadequada de carboidratos compromete o metabolismo de queima de gorduras, fazendo com que o organismo utilize os músculos como fonte de energia.

As **proteínas** são como "tijolos" na construção de todas as células do corpo e são representadas pelos alimentos de origem animal. Fornecem quatro calorias por grama e promovem maior sensação de saciedade. Para conseguir a sensação de saciedade mais prolongada, uma boa dica é associar, em todas as refeições, uma fonte de carboidrato integral e uma fonte de proteína. Assim, diminuímos a ingestão na refeição seguinte. Dividimos as proteínas em fontes de ferro (carnes) e cálcio (derivados do leite), e ambas são importantes para o aporte desses minerais que podem evitar anemia e osteoporose, respectivamente. Alguns estudos recentes também demonstram que o cálcio apresenta um papel fundamental no emagrecimento. Para isso, seriam necessários aproximadamente 1000 mg desse mineral por dia ou o equivalente a dois copos de leite desnatado e duas fatias de queijo branco.

As **gorduras** são fundamentais, entre outras coisas, para a reserva de energia e a absorção de algumas vitaminas. São altamente energéticas, contêm nove calorias por grama. Os estudos populacionais mostram que, ao longo dos anos, os brasileiros estão diminuindo a ingestão de carboidratos e aumentando o consumo de gordura. Alimentos gordurosos são mais palatáveis, têm mastigação menos trabalhosa e, por terem alta densidade energética, contribuem para o aumento do aporte calórico.

Ao se limitar à ingestão de gorduras e aumentar a ingestão de alimentos ricos em água (frutas, vegetais, sopas), diminui-se a ingestão de calorias sem alterar o volume da dieta. Temos a tendência de ingerir diariamente o mesmo volume de alimentos e, por isso, a inclusão de alimentos com baixa densidade energética pode favorecer uma perda de peso mais sustentável e definitiva.

É preciso considerar, portanto, que existem basicamente dois tipos de gorduras e que um deles é extremamente benéfico para a saúde. Trata-se da gordura insaturada, presente no azeite de oliva, peixes, nozes e castanhas, está associada à proteção cardiovascular e deve fazer parte da dieta.

Não se pode esquecer ainda do reino vegetal, principal fonte de vitaminas e mineiras, fundamentais para regular as reações químicas de nosso corpo.

Sabe-se que para emagrecer é preciso consumir menos calorias, mas é difícil garantir a perda de gordura localizada. A diferença hormonal entre os gêneros faz com que as mulheres acumulem mais gordura nos quadris e pernas, e os homens, na barriga. A gordura localizada na barriga do homem pode ser mais facilmente eliminada com a diminuição do consumo de alimentos gordurosos e bebidas alcoólicas. Já a gordura localizada na mulher é mais resistente. O aumento dos níveis de açúcar no sangue promove maior estoque de gordura e dificulta a queima na região dos quadris e pernas. Uma dieta com baixo índice glicêmico – ou com baixa capacidade de elevar o açúcar do sangue – favorece a queima nesses estoques. Na prática, é importante evitar doces e refrigerantes e sempre procurar associar carboidratos — integrais e proteínas magras (por exemplo: frutas + iogurte desnatado;

cereal + leite desnatado; pão integral + queijo magro). A proteína dificulta a digestão e faz com que o açúcar dos carboidratos seja levado ao sangue aos poucos, o que resulta no melhor controle da insulina, contribuindo para a diminuição do acúmulo de gordura no corpo.

O fracionamento da alimentação é determinante para o sucesso da dieta. Intervalos regulares de 4 horas entre as refeições e os lanches mantêm bons níveis de açúcar no sangue e ajustam a produção de substâncias (insulina, leptina, grelina, colecistocinina), que mantêm o equilíbrio do metabolismo e o controle da regulação da fome. Períodos de jejum prolongados dificultam a queima de gordura e levam à queima de massa magra.

A dieta ideal, além de ser hipocalórica (com poucas calorias), balanceada, dividida com baixo índice glicêmico (de açúcar), variada e adequada às necessidades de nutrientes, deve favorecer a reeducação alimentar, para que se consiga obter e manter bons resultados.

Além de uma dieta balanceada, atenção especial deve ser dada à ingestão de água. Principal responsável por hidratar os órgãos, a água também é essencial para o organismo absorver de forma correta os nutrientes vindos da alimentação. Vale lembrar que não devemos beber água apenas quando sentimos sede. A sede significa que nosso corpo já está desidratado.

Antioxidantes e o processo de envelhecimento

O oxigênio é essencial ao organismo, mas, paradoxalmente, algumas formas químicas de oxigênio produzidas no metabolismo causam danos às células, contribuindo para o envelhecimento.

Os oxigênios reativos ou radicais livres, por mecanismos complexos, atacam a parede celular e podem ser responsáveis não só pelo envelhecimento da pele, mas também por doenças cardiovasculares, câncer, catarata, enfraquecimento do sistema imunológico e doenças degenerativas do sistema nervoso.

O organismo possui um mecanismo de defesa contra esse estresse oxidativo, e a eficácia desse sistema de vigilância depende da ingestão adequada de alimentos que contenham antioxidantes, como as vitaminas (A e C), os minerais (selênio, cobre, manganês e zinco) e outros compostos (carotenoides e isoflavonas).

Fonte alimentar de antioxidantes	
Vitamina C	Frutas cítricas
Vitamina E	Óleos vegetais
Carotenoides	Vegetais amarelo-alaranjados
Beta-caroteno	Folhas verde-escuro
Licopeno	Tomate
Flavonoides	Soja, vinho tinto, chás
Selênio	Castanha-do-pará e nozes
Zinco	Cereais integrais e proteínas

Suplementos alimentares

De acordo com a legislação, a prescrição de suplementos de vitaminas e minerais pode ser utilizada para:
- Corrigir deficiência de nutrientes em casos específicos, como, por exemplo, suplementar ferro e vitamina B12 em vegetarianos, que não suprem tais necessidades com a alimentação;
- Prevenir ou corrigir deficiências endêmicas; é o caso da suplementação de iodo no sal de cozinha para evitar o bócio – doença causada por deficiência de iodo;
- Suplementar a dieta insuficiente.

Há uma tendência em utilizar suplementos em quantidades adicionais para evitar problemas em função do estado fisiológico (gestação, amamentação, velhice) ou do modo de vida (estresse, fumo). É comum recomendar suplementos para aumentar o aporte de nutrientes associados à redução do risco de doenças, como o cálcio, para prevenir a osteoporose.

Os valores de ingestão recomendados pela RDA (Recommended Dietary Allowances) cobrem a necessidade de 97 a 98% de um grupo de indivíduos saudáveis.

Podem ser utilizados suplementos com as quantidades determinadas pela RDA. Acima desses valores, considera-se o produto um medicamento e só pode ser consumido sob orientação e prescrição médica.

Estudos demonstram que a ingestão de altos níveis de vitaminas e minerais por longos períodos pode trazer efeitos adversos para a saúde e interferir negativamente na absorção de vitaminas e minerais, uma vez que muitos deles competem entre si. É o que ocorre com o ferro e cálcio, zinco e ferro, zinco e cobre, entre outros.

A boa alimentação

O conceito de que a saúde depende da adoção de um hábito de vida saudável já é bastante claro. As boas escolhas alimentares no dia a dia podem trazer benefícios para a saúde, melhorando a qualidade de vida e trazendo bem-estar.

Beleza levada a sério

VITAMINA	FONTES	FUNÇÃO	Recomendação RDA
A	Fígado, gema de ovo, leite, manteiga, queijo, margarina, cenoura, abóbora, mamão, agrião	Participa do processo visual e da manutenção da integridade da pele. É importante para o crescimento, reprodução e resistência a infecções	800 a 1000 mg (RE)
Complexo B	Alimentos de origem animal e cereais integrais	Regulação do metabolismo, formação das células vermelhas B6: 1,5 a 2 mg	B1: 1,1 a 1,5 mg B2: 1,3 a 1,7 mg B5: 4 a 7 mcg B12: 2 mcg
C	Laranja, limão, acerola, abacaxi, mexerica	É um importante antioxidante, atua na produção e manutenção de colágeno e auxilia na absorção do ferro	60 mg
D	Gema de ovo, fígado, manteiga, peixes gordos	Auxilia na formação óssea	5 a 10 mcg
E	Gérmen de trigo, amêndoas, avelãs, castanhas, óleos vegetais, azeite, manteiga, ovos	Tem ação antioxidante	8 a 10 mg (alfatocoferol)
K	As fibras da alimentação estimulam a produção intestinal de vitamina K e também está presente em alimentos de origem animal, couve e espinafre	Atua na coagulação sanguínea e atua na síntese de proteínas	55-60 mcg
Cálcio	Leite e derivados	Formação dos ossos e dentes. Atua no crescimento e no processo de coagulação sanguínea	800 a 1200 mg
Magnésio	Hortaliças, legumes, frutos do mar, castanhas, cereais e produtos lácteos	Importante para o metabolismo	300 a 400 mg
Zinco	Carne vermelha, grãos integrais, leguminosas	Importante para o metabolismo, processo de cicatrização e expressão genética	12-15 mg
Selênio	Castanhas, atum, brócolis, cereais integrais, frutos do mar, carnes e leite	Ação antioxidante	
Ferro	Carnes vermelhas, vísceras, beterraba, leguminosas e espinafre	Formação dos glóbulos vermelhos	50 a 55 mg

Elaborado por:
Liliam Abukater Arkie (Nutricionista)

A Importância da Atividade Física
- Toda pessoa pode fazer exercício físico?
- Que exercício é bom para a osteoporose?
- Os exercícios devem ser feitos todos os dias?

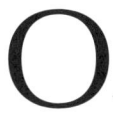

Os exercícios físicos regulares têm cada dia mais importância na manutenção da saúde, resistência física e qualidade de vida.

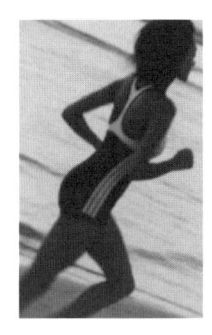

Porém, é necessário destacar que grande parte da população ainda se encontra em condições de sedentarismo, sem possibilidade física de realizar atividades básicas como andar acelerado, correr, carregar peso e subir escadas.

O objetivo deste capítulo é mostrar que mudanças nesse hábito não são tão complexas quanto parecem e que, de uma maneira simples, podemos incorporar os exercícios no nosso dia a dia, respeitando os limites e tendências de cada um.

Os exercícios de resistência, chamados também de aeróbicos, são fáceis de ser realizados e podem ser executados de diversas maneiras. Entre esses exercícios, destacam-se caminhadas, corridas, ciclismo, natação, hidroginástica e dança, que podem ser praticados por todos os indivíduos de todas as idades, com diversos ritmos e duração, sem sobrecarregar o organismo.

De acordo com a capacidade individual de cada um, os exercícios de resistência devem ser praticados o maior número de vezes possível durante a semana e, com a melhoria da performance, devem ser aumentados gradativamente até tornarem-se diários.

No treinamento de resistência, o ideal é fazer um controle da frequência cardíaca para que os exercícios não se tornem prejudiciais à saúde.

Para medir a frequência cardíaca máxima, calculamos 220 menos a idade. Quando realizamos exercícios aeróbicos, a frequência cardíaca (FC) deve estar entre 60% e 85% da frequência cardíaca máxima, dependendo da capacidade de cada um. Como exemplo para cálculo da frequência, em um indivíduo de 40 anos de idade, temos: 220 - 40 = 180 bpm (batimentos por minuto) que é a FC máxima dele. Esse indivíduo deve ficar entre 60% a 85% desse valor, ou seja, entre 108 e 153 FC na prática diária dos exercícios.

A frequência cardíaca pode ser medida no pulso, pressionando-se o dedo indicador e contando a pulsação por 60 segundos.

O treinamento de resistência é responsável pela melhora da função cardíaca e respiratória. Há diminuição e estabilização da pressão arterial (PA), pois o músculo cardíaco (coração) fica mais forte, tornando mais fácil a circulação do sangue pelas artérias e veias.

Beleza levada a sério

O treinamento de força (musculação) é muito importante para aumentar a capacidade muscular, pois músculos mais resistentes minimizam os sintomas de fadiga e indisposição. Com músculos mais fortes, os ossos também melhoram e evita-se a osteoporose, reduzindo o risco de fratura comum em sedentários e idosos inativos.

Para efetuar exercícios de força, é necessário impor sobrecarga aos músculos, com o próprio corpo, ou utilizando-se pesos extras para a execução dos exercícios. Entre os exercícios de força, destacam-se a musculação, a ginástica localizada e a hidroginástica. A hidroginástica é bastante indicada, pois promove benefícios à saúde por meio do treino de força com a água como sobrecarga extra. Além disso, reduz os riscos de lesões, pois dentro da água os impactos causados pelas atividades terrestres são mais amenos.

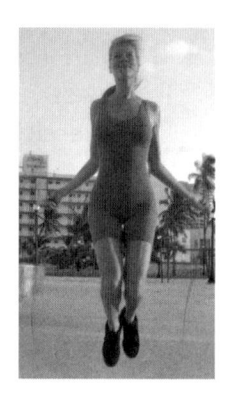

O treino de força deve ser como o aeróbio, ou seja, assim que os músculos se adaptarem à sobrecarga imposta, deve-se aumentar a carga de maneira gradativa, a fim de promover cada vez mais o seu condicionamento.

O treinamento de flexibilidade (alongamento) é necessário, pois quando impomos sobrecargas aos nossos músculos, estes tendem a contrair e encurtar. A falta de movimento, o sedentarismo e a má postura levam a desvios na coluna e encurtamento muscular. Portanto, o alongamento pré e pós-exercícios é importante para a prevenção contra estiramentos e contraturas musculares.

Lembre-se de que as atividades devem ser realizadas de acordo com a capacidade individual. É necessário consultar uma pessoa habilitada para orientação específica para tornar seu treinamento mais prazeroso e proporcionar os diversos benefícios do exercício físico regular. Qualquer exercício físico é benéfico, mesmo que realizado de forma moderada, e não há limite para sua criatividade. Lembrar que qualquer atividade física ajuda a perder peso, mesmo que não sejam horas e horas de academia. Exercícios físicos regulares devem, acima, de tudo proporcionar alegria e prazer. Procure realizar aqueles que sejam mais agradáveis para você.

Quanto antes o hábito de exercícios regulares for adquirido, mais fácil a incorporação deste à sua rotina.

Com o aumento da expectativa de vida, a saúde dos músculos e ossos e a capacidade física tornam-se indispensáveis para uma velhice agradável e feliz.

Tensão Pré-menstrual

O que é tensão pré-menstrual?

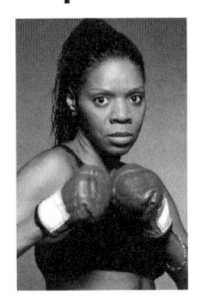

Muitas mulheres podem apresentar, alguns dias antes da menstruação, uma série de sintomas, tais como irritabilidade, depressão, choro fácil, cansaço ou dores nas mamas, pernas e barriga, que frequentemente passam despercebidos e desaparecem com a menstruação. No entanto, quando esses sintomas tornam-se mais intensos, passando a prejudicar as suas atividades do dia a dia ou o seu relacionamento com outras pessoas, fique atenta, pois você pode estar com tensão pré-menstrual (TPM).

Quais são os sintomas da TPM?

Já foram descritos mais de cem sintomas, porém os mais frequentes são: irritabilidade; ansiedade; tensão; depressão; dor de cabeça; choro fácil; desânimo; cansaço; dor ou inchaço nas mamas, pernas e barriga; vontade de comer algo doce; insônia; agressividade; dores no corpo etc.

Qualquer mulher pode ter TPM?

Embora a TPM possa ocorrer em qualquer idade durante o período reprodutivo, ela é muito mais frequente após os 30 anos e ocorre de forma moderada ou intensa em 35% das mulheres.

Como saber se tenho TPM?

É muito simples descobrir se você tem TPM.

Para isso anote diariamente em um calendário tudo o que você estiver sentindo ao longo do dia. Faça isso durante dois meses seguidos, sem esquecer de anotar os dias da menstruação.

Agora observe as suas anotações e verifique se os sintomas aparecem alguns dias antes da menstruação e se desaparecem com ela. Se isso estiver ocorrendo, então você tem TPM. Se os sintomas persistirem após o término da menstruação, então não é TPM. Qualquer doença pode piorar nos dias que antecedem a menstruação.

Existe tratamento para a TPM?

Sim, existem vários tratamentos para a TPM. A escolha do tratamento dependerá do tipo e intensidade de sintoma que você sente.

Por exemplo, se você tiver uma discreta dor de cabeça, o tratamento será diferente da mulher que tiver muita irritabilidade e ansiedade.

Beleza levada a sério

Quando preciso tratar a TPM?

O tratamento da TPM deve ser feito sempre que os sintomas estiverem interferindo no desempenho profissional, social e familiar. Isso não quer dizer que, obrigatoriamente, você precise sempre tomar medicamentos.

Existem várias alternativas de tratamento, mas o mais importante é você se conscientizar de que sua vida ficaria muito melhor se aprendesse a se conhecer e a controlar suas reações.

Isso depende inicialmente de você e, caso não consiga resolver o problema sozinha, existem vários médicos e profissionais da saúde capazes de ajudá-la.

O que posso fazer para diminuir os sintomas da TPM?

- Observe-se e aprenda a se policiar.
- Faça exercícios.
- Use alguns minutos a mais cuidando de você. Capriche no visual.
- Cuidados com a dieta.

A dieta deve ser equilibrada: coma mais verduras, frutas e alimentos que atuem como diuréticos, por exemplo: morango, melancia, alcachofra, aspargo, salsa, agrião. Evite café, sal, doces e álcool.

- Programe sua recreação.
- Procure ajuda médica.

Se após tentar tudo isso a TPM continuar, procure tratamento especializado, pois hoje existem vários medicamentos que podem reduzir não só os sintomas físicos, mas também os psíquicos. A mulher que aprende a controlar a TPM melhora a sua qualidade de vida e daqueles que convivem com ela.

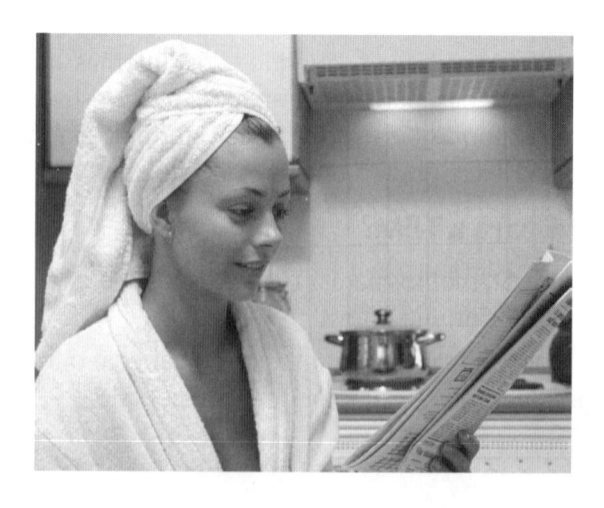

Terapêutica de Reposição Hormonal

- Quando devo fazer reposição hormonal?
- A reposição é sempre igual?
- Se eu fizer reposição, terei câncer?

Nos últimos anos muito se tem falado a respeito da terapia de reposição hormonal (TRH) no climatério. O climatério é o período da vida da mulher que engloba a transição da vida reprodutiva, na qual o ovario é capaz de produzir óvulos e estrogênio (hormônio feminino) para a vida pós-menopausa (última menstruação), em que o ovário torna-se insuficiente e incapaz de produzir óvulos e estrogênio.

Os hormônios femininos começam a ser produzidos na puberdade e têm várias funções, tais como: deposição de gordura sobre os quadris, crescimento das mamas, desenvolvimento do aparelho genital feminino, lubrificação vaginal. Além disso, os estrogênios têm efeito sobre o humor, sexualidade, previnem a perda da massa óssea e tornam a mulher menos suscetível às doenças do coração. Acredita-se também que os estrogênios possam influenciar aspectos como memória, grau de atenção e até reduzir a incidência da doença de Alzheimer (doença degenerativa que causa perda de memória).

Cabe ressaltar que a idade da menopausa (última menstruação) continua a mesma há décadas, e ocorre por volta dos 48 aos 50 anos, em média. No entanto, a expectativa de vida das mulheres vem aumentando consideravelmente. Em 1940 era de 45 anos e hoje atinge 71 anos, no Brasil, chegando até os 80 anos em países desenvolvidos. Dessa maneira, hoje a mulher passa quase 1/3 da sua vida na menopausa. Também é possível entender que os aspectos ligados à medicina moderna tendem a procurar cada vez mais melhoria da qualidade de vida das pessoas, humanizar a medicina e não somente tratar doenças, como feito no passado.

Os principais sintomas da mulher que atravessa o período climatérico são: ondas de calor, alterações no humor (como irritabilidade), depressão, cansaço crônico. A queda dos hormônios é progressiva e alterações do trato genital feminino, como secura vaginal, dificuldade durante as relações, inclusive dor durante o ato sexual, são frequentemente relatadas. Com o passar dos anos, a perda óssea pode levar à osteoporose (enfraquecimento do osso), a incidência de doenças do coração também aumenta consideravelmente na mulher, bem como a propensão ao desenvolvimento de doenças senis, como o mal de Alzheimer.

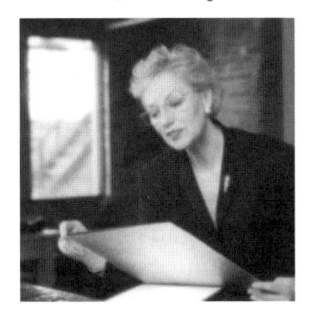

É importante observar que nem todas as mulheres são afetadas da mesma forma pelos efeitos da falta dos estrogênios. Fundamentalmente, dependem de sua predisposição genética e da presença de outros fatores de risco, em especial para a osteoporose, doença cardiovascular e estados demenciais.

O uso de hormônios nesse período tem aspecto preventivo, em particular a longo prazo, se pensarmos nas doenças crônicas relacionadas à menopausa.

Nesse sentido, a terapia de reposição hormonal representa uma arma importante na melhora dos sintomas climatéricos e tem aspectos preventivos comprovados em diversos estudos.

O uso dos estrogênios reverte os sintomas de ondas de calor, melhoram as condições da vagina, restauram o humor e, em última análise, atuam beneficamente sobre a qualidade de vida. Várias evidências científicas apontam nesse sentido, não se questionando a eficácia da TRH sobre os sintomas.

Existem riscos de se usar estrogênios em reposição? Diante das evidências atuais, o uso de estrogênios por mais de 5 anos associa-se a um pequeno aumento no câncer de mama. Exemplificando, no Brasil, a incidência desse tipo de câncer é de 4 casos para cada 10 mil mulheres ao ano. Caso todas essas 10 mil mulheres usassem o mesmo tipo de TRH, teríamos um acréscimo de um caso novo a mais, ou seja, 5 casos para cada 10 mil mulheres. Nota-se que o risco é realmente bem baixo, porém devem ser consideradas condições individuais, como antecedentes familiares e outras variáveis quando se pensa em utilizar a TRH.

A terapia se associa, ainda, a discreto aumento de tromboses nas pernas, o que também representa um número muito baixo – menos que 5 casos a cada 10 mil usuárias.

Existe disponível no mercado nacional grande quantidade de hormônios usados em TRH. Nas mulheres que têm útero, a prescrição mais comum é a associação de estrogênios a progestogênios, os últimos com a finalidade de prevenir o crescimento do endométrio, a parte interna do útero. As mulheres que retiraram cirurgicamente o útero dispensam o uso de progestogênios e podem usar somente os estrogênios.

A TRH pode ser realizada por vias oral, transdérmica (uso de adesivos ou gel que liberam o hormônio através da pele), implantes subcutâneos, nasal, vaginal e também por dispositivos hormonais intrauterinos. Cada paciente merece individualização do tipo de hormônio, bem como das doses.

As alternativas ditas "naturais", com hormônios derivados da soja – os fitoestrogênios –, vêm sendo avaliadas recentemente, apresentando resultados em estudos sobre os sintomas, redução de colesterol e ganho de massa óssea. Entretanto, faltam ainda dados consistentes quanto ao seus reais benefícios a longo prazo, sendo que o uso de fitoestrogênios se reserva apenas às mulheres com contraindicações à TRH convencional.

Na menopausa a pele sofre um sério ressecamento, pois a produção de ácido hialurônico, responsável pela retenção de água, está diretamente ligada à quantidade de estrógeno. Essa característica é igualmente percebida na mucosa vaginal, que se torna áspera, seca, menos elástica e suscetível a coceiras e infecções por micro-oganismos, além de dificultar a relação sexual.

Por estar mais delicada e sensível, a epiderme apresenta ainda uma tendência maior a reações alérgicas causadas por substâncias químicas, como cosméticos e produtos de limpeza. A pele das mãos e dos pés torna-se grossa e áspera, sendo frequente o surgimento de rachaduras dolorosas, principalmente nos calcanhares.

O rosto, sempre mais exposto que o restante do corpo, fica propenso ao aumento de vascularização, causado pelos calores repentinos. Além de ficar vermelha e quente, a pele apresenta telangectasias, vasos pequenos e finos que "arrebentam" na superfície da epiderme. A pele, na menopausa, apresenta perda acelerada do colágeno, tornando-se mais flácida e enrugada.

Outro sintoma comum na menopausa é o aumento de pelos no buço e queixo, causado pelos andrógenos (hormônios masculinos). Com a redução do estrógeno, a ação desses hormônios se acentua, provocando ainda o aparecimento indesejável da calvície.

O tratamento para esses problemas é a terapia de reposição hormonal, que reequilibra os níveis de estrógenos no organismo. Entretanto, os cuidados com a pele não podem ser esquecidos, ou melhor, devem ser redobrados. Os banhos precisam ser rápidos e mornos, e os sabonetes, neutros. O uso diário de hidratantes é obrigatório e as substâncias ativas podem ser ureia, ácido hialurônico, lipossomas e alfa-hidroxiácidos, entre outras. Os óleos essenciais e naturais são uma boa opção, se aplicados logo após o banho. Deve-se usar e abusar ainda das vitaminas antioxidantes, como A, E, C.

O filtro solar torna-se imprescindível para evitar o envelhecimento precoce causado pelos raios ultravioletas, uma vez que a pele está mais fragilizada do que o normal. Para solucionar o ressecamento das mãos e dos pés, recomenda-se cremes queratolíticos (que trocam a pele).

A fim de combater os sinais de envelhecimento no rosto, existem opções avançadas, como o ácido retinoico e o ácido glicólico, além dos *peelings* leves e seriados que têm se mostrado uma alternativa eficaz e segura.

Vale lembrar ainda que, durante a menopausa, a incidência de gordura localizada e celulite aumenta, sendo importante levar a vida mais regrada, ter alimentação saudável, equilibrada e praticar exercícios regularmente. Técnicas específicas, orientadas pelo médico, podem ser úteis nessa fase de transição. Com os avanços terapêuticos e o bom senso médico, a mulher pode passar pela menopausa sem enfrentar desgastes físicos e emocionais, conseguindo chegar à idade avançada feliz, bonita e saudável.

Então...

Quando e como fazer a reposição hormonal vai depender de cada caso, em que serão levados em conta os riscos, os sintomas e a qualidade de vida.

A reposição hormonal não será igual para todas as mulheres. A escolha dependerá da idade, dos efeitos colaterais, dos riscos familiares e da adaptação individual.

A reposição não é sinônimo de câncer, porém o médico e a paciente devem discutir detalhadamente o risco *versus* benefício para decidir o melhor tratamento para cada caso.

Elaborado por:
Marcelo Luis Steiner (Ginecologista e Obstetra)

Beleza levada a sério

Cirurgia Plástica

'Se alguém não encontra a felicidade em si mesmo, é inútil que a procure noutro lugar.'

La Rochefoucald

- Quando devo fazer cirurgia plástica?
- Como é o pós-operatório?
- A lipoaspiração é perigosa?

O termo cirurgia plástica vem do grego *plastikós* que significa formar, modelar. Trata-se de uma especialidade médica que tem por objetivo o tratamento estético e funcional de deformidades congênitas ou adquiridas, bem como a melhoria da aparência do indivíduo.

A mulher que deseja realizar uma cirurgia plástica deve seguir alguns passos. O primeiro é a realização de uma autoanálise sobre sua insatisfação e sobre as possibilidades de melhora. Ela deve se observar em frente ao espelho e tentar descobrir o que poderia ser feito para melhorar aquela situação. Por exemplo, se você não gosta do seu quadril, tente identificar o que pode ser diminuído ou alterado. Essa objetividade ajuda o cirurgião a conhecer os anseios da paciente e, com isso, ele poderá demonstrar o que é possível fazer e esclarecer as limitações do procedimento. Se, por outro lado, a paciente não tiver em mente o que realmente deseja, o resultado pode não corresponder ao esperado. Como já dito, a beleza é muito subjetiva e, portanto, o que incomoda a mulher pode não ser o que o médico considera inestético e vice-versa. Quando uma paciente solicita o aperfeiçoamento de seu nariz, mas não sabe identificar o defeito, o cirurgião pode deixá-lo bonito para os seus padrões, mas não para o que ela assim o considera.

Após essa autoanálise, é aconselhável que se discuta a possibilidade de cirurgia com as pessoas de relacionamento, como o marido, os pais, irmãos e amigos. É sempre melhor quando se tem o apoio daqueles que nos cercam.

O próximo passo, então, será procurar um cirurgião plástico. A escolha do profissional deve ser cuidadosa, levando-se em conta fundamentalmente a sua formação e a indicação de outros pacientes e médicos de confiança. A formação do cirurgião plástico reconhecido pela Sociedade Brasileira de Cirurgia Plástica é longa. Após os 6 anos de faculdade de Medicina, ele faz dois anos de Cirurgia Geral, para então ingressar na especialização em Cirurgia Plástica, o que levará mais 3 anos, no mínimo.

É importante não se deixar iludir por anúncios publicitários, principalmente por aqueles de conteúdo apelativo, que prometem milagres.

O cirurgião, uma vez escolhido, deverá ser consultado e nessa oportunidade a paciente exporá suas queixas e seus objetivos, devendo ser informada do tipo de cirurgia para o seu determinado caso, limitações da técnica, além dos cuidados e da recuperação pós-operatória. É preciso ter cuidado com falsas ilusões. Nenhum cirurgião tem o poder de assegurar com exatidão que o resultado fique desse ou daquele jeito. É comum mulheres com fotos de modelos ou atrizes procurarem cirurgiões plásticos dizendo: "Quero ficar com as mamas assim". Isso pode até ajudar o médico a conhecer a aspiração da paciente, mas ele não pode garantir que ficará igual, já que se trata de casos diferentes e com características próprias, muitas delas imutáveis.

Após discussões sobre as queixas estéticas, a paciente deverá ser investigada do ponto de vista clínico para avaliar suas condições em ser submetida ao ato operatório. Para tanto, ela é questionada sobre seu estado de saúde e antecedentes. São solicitados exames gerais e, eventualmente, avaliação de outros médicos como cardiologista, mastologista, otorrinolaringologista ou outros que sejam necessários. A paciente só deve ser operada após certificação de que está plenamente apta.

Uma documentação fotográfica será feita para que, então, possa ser programada a cirurgia.

O local da intervenção também é de fundamental importância para o êxito do procedimento. Esse fato pode ser discutido com o médico, que indicará os locais de sua confiança. A paciente pode procurar conhecer previamente o local da cirurgia e avaliar as suas condições, principalmente no que se refere à higiene, recursos disponíveis, conforto etc. e eventualmente conversar com funcionários e outros pacientes.

Muitas pessoas questionam se é seguro operar em clínicas. A resposta é sim, desde que a clínica tenha as condições de atender a eventuais intercorrências. Para obter autorização de funcionamento, as clínicas passam pela fiscalização da vigilância sanitária, que fornece a licença para os diversos portes de cirurgia, de acordo com as características do local. O médico deverá considerar o tipo de cirurgia e as possibilidades da clínica para que não se corram riscos desnecessários.

Anestesia

Chegado o dia da cirurgia, a paciente deve seguir as orientações médicas com relação ao jejum e demais preparos para, então, ser submetida à uma anestesia. Os tipos de anestesia mais usados em cirurgia plástica estética são: local, peridural, raquianestesia e geral, sendo que as três primeiras podem ser feitas com ou sem sedação.

A anestesia local é aquela na qual a substância anestésica é injetada diretamente no local a ser operado. A peridural e a raquianestesia são as administradas dentro da espinha, nas costas, e causam anestesia nas regiões correspondentes à inervação daquela região da medula espinal. Nesses três tipos, a paciente permanece acordada, mas é comum o anestesista lançar mão da sedação, que nada mais é que a utilização de medicamentos que causam sonolência e, alguns deles até amnésia, fazendo do procedimento algo não perceptível e não memorável.

A anestesia geral faz o paciente ficar em um grau de inconsciência profunda, respirando através de aparelho. Tem a vantagem do seu conforto, pois a paciente não vê nada e só acorda ao final do procedimento.

A escolha da anestesia é feita após a indicação do procedimento, avaliação clínica e consenso entre o cirurgião, anestesista e paciente.

Não existe anestesia ideal. Cada caso é individual e deve ser analisado como tal.

Cuidados Pós-operatórios

Terminada a cirurgia, a paciente permanecerá em sala de recuperação pós-anestésica até ter condições de alta ou retorno para o quarto. O tempo de permanência no hospital ou clínica depende do tipo de cirurgia e da evolução de cada caso. Geralmente isso é estimado previamente. Após a alta, deve-se seguir as orientações médicas de repouso, cuidados com o curativo, uso de medicações e manter os retornos periódicos ao consultório.

É de extrema importância que a paciente, nessa fase, mantenha um vínculo próximo com seu médico e que, com ele, discuta todas as eventuais dúvidas. É comum aparecerem conselhos leigos vindos de toda parte (avó, tia, vizinhas etc.). Muito cuidado! Houve caso, por exemplo, de paciente recém-operada da face que acatou a sugestão da amiga usando gelo como compressa sobre a região, evoluindo com uma enorme ferida no local devido à queimadura por frio. Portanto, não faça nada sem consultar seu cirurgião.

A recuperação cirúrgica é variável, conforme o tipo de intervenção e característica de cada indivíduo. Fato comum a todos é o edema inicial, um inchaço notável nos primeiros dias que vai diminuindo progressivamente. Ficar roxo (equimose) também é esperado, no início. A dor geralmente é muito bem controlada com analgésicos simples.

Outro item a ser discutido dentro desse tópico é a cicatrização. Toda vez que se incisa a pele em sua profundidade haverá cicatriz. Ou seja, não existe cirurgia sem cicatriz.

O cirurgião plástico, em especial, tem enorme cuidado com a qualidade da cicatriz. Para isso, ele utiliza diversos artifícios, que vão desde o tipo e a localização das incisões até os curativos pós-operatórios, passando pela escolha dos materiais usados para as suturas e a forma como são realizadas.

Mas a cicatrização não depende apenas do médico. Ela está também relacionada aos cuidados a serem seguidos pelo paciente, como repouso e proteção solar e, além disso, depende do organismo de cada um. Cada pessoa tem um tipo de cicatrização e, no mesmo indivíduo, pode haver resultados diferentes, às vezes até dentro da mesma cicatriz.

Os distúrbios de cicatrização não têm causa conhecida e, consequentemente, não podem ser previsíveis. Por outro lado, há fatores predisponentes que são contornados na medida do possível pelo cirurgião plástico. Além disso, o médico irá acompanhar todo o processo e, caso ocorra alguma alteração, terá como intervir da melhor forma.

A paciente deve entender que a cicatrização passa por diversas fases e que, nos primeiros meses, será rosa-avermelhada, coloração que clareará entre o período de 6 a 18 meses.

Também são alvos de grande preocupação e ansiedade as eventuais intercorrências que podem advir da operação. Teoricamente, qualquer procedimento cirúrgico está sujeito a adversidades, algumas previsíveis, outras não. A cirurgia é como fazer uma viagem de carro, tem seus riscos. Mas o que fazemos para diminuí-los? O carro deve ser confiável, conduzido por um motorista habilitado, respeitando as regras de trânsito, por estradas seguras etc. Da mesma forma deve ser a cirurgia, e é por isso que são tomados todos os cuidados necessários com avaliações clínicas prévias, atuação em locais confiáveis e por profissionais gabaritados.

Resultados indesejados podem ocorrer, por melhor que seja o cirurgião. Se isso acontecer, é preciso ter paciência para que, passado o tempo necessário para recuperação, seja programado um retoque. Dificilmente um resultado é considerado definitivo antes dos 6 meses, pois é o período que os tecidos precisam para se acomodarem, desincharem e passarem da fase inicial da cicatrização. Esse é o motivo pelo qual raramente se faz uma reintervenção antes dessa época.

Cirurgias Plásticas Estéticas Mais Comuns
Mamas

A cirurgia nas mamas é objeto de grande procura pelas mulheres. Há basicamente cirurgias para diminuição, aumento e levantamento das mamas. Cada caso tem sua indicação precisa e diversas são as técnicas disponíveis.

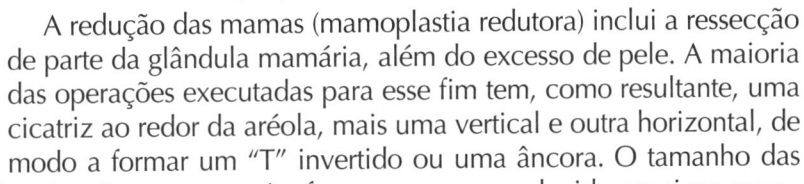

A redução das mamas (mamoplastia redutora) inclui a ressecção de parte da glândula mamária, além do excesso de pele. A maioria das operações executadas para esse fim tem, como resultante, uma cicatriz ao redor da aréola, mais uma vertical e outra horizontal, de modo a formar um "T" invertido ou uma âncora. O tamanho das cicatrizes do "T" será maior quanto maior for a mama a ser reduzida e maior a quantidade de pele a ser retirada.

Em algumas pacientes é possível minimizar o tamanho das cicatrizes, mas são exceções que exigem pouquíssima ressecção de pele.

Mulheres que têm mamas assimétricas podem se beneficiar da mamoplastia redutora. Não esquecendo que a completa simetria é muito difícil de ser conseguida, principalmente se as mamas já eram diferentes. O que são atingidos são aspectos bem semelhantes com, talvez, mínimas assimetrias imperceptíveis aos olhos dos outros.

A cirurgia para levantamento das mamas (mastopexia) difere da mamoplastia redutora, pois não há diminuição da glândula mamária. O cirurgião pode até se valer da ressecção de segmentos da mama, não para reduzi-la, mas para facilitar sua modelagem e corrigir algumas imperfeições.

A mamoplastia de aumento é realizada pela inclusão de implante mamário de silicone, que pode ser colocado sob a glândula ou sob o músculo peitoral. As cicatrizes possuem cerca de 4 cm e são posicionadas no sulco inframamário (aquela dobrinha abaixo da mama), ao redor da metade inferior da aréola ou na axila.

A maioria dos cirurgiões utiliza a via inframamária, que tem como vantagens a facilidade técnica, permitindo uma ampla exposição do local do implante e a dissimulação da cicatriz na dobra natural da mama. As outras vias de acesso também têm seus seguidores, cujos argumentos a favor seriam o posicionamento da cicatriz na região de transição de duas colorações, disfarçando-a, no caso da periareolar, e a camuflagem da cicatriz fora da mama, no caso da via axilar. Cada profissional tem sua preferência e cada caso é analisado individualmente.

Cabe lembrar que a inclusão de implante não resolve o problema de flacidez e sobra de pele, a não ser que seja de mínima monta. Caso contrário, a simples colocação da prótese levará a uma mama grande, mas caída. Para tais casos, pode-se posicionar o implante e ressecar o excesso de pele, dando nova modelagem ao órgão, com resultados bastante satisfatórios.

Os tipos de anestesia podem ser geral, peridural ou local com sedação.

Abdome

A cirurgia de abdome, chamada abdominoplastia ou dermolipectomia, visa melhorar a flacidez dessa região por meio da retirada de segmento de pele e gordura. Existem diversos tipos de abdome, classificados conforme a quantidade de gordura e a sobra de pele. Para cada tipo são indicadas técnicas diferentes, que vão desde apenas a lipoaspiração (comentada na p. 122) até a chamada abdominoplastia clássica, na qual uma camada de pele e gordura é toda descolada e abaixada, retirando-se a porção inferior e reposicionando-se o umbigo, além de realizar uma aproximação com pontos nos músculos abdominais para corrigir o espaçamento entre eles. Se existe o interesse em melhorar o aspecto do abdome, a paciente deve discutir com seu médico qual é a técnica mais indicada no seu caso.

A cirurgia pode ser feita com anestesia geral ou peridural, e a recuperação em geral exige o afastamento das atividades habituais de 15 a 30 dias, tempo em que a paciente deverá andar ligeiramente encurvada para não forçar o local das suturas. Na abdominoplastia clássica, as cicatrizes são posicionadas ao redor do umbigo e pouco acima da linha dos pelos pubianos, indo geralmente de um lado a outro do abdome e tendo a vantagem de poder ser escondida embaixo do biquíni.

Face e Pescoço

As rugas e flacidez da face e do pescoço são tratadas pela cirurgia de ritidoplastia ou *lifting* facial. Nesse procedimento, grande parte da pele é solta cirurgicamente e tracionada para permitir a ressecção de seu excesso. As cicatrizes são posicionadas no couro cabeludo das regiões temporais, passam pela frente das orelhas, contornando-as e indo posteriormente a elas, terminando novamente entre os cabelos. A anestesia comumente usada é a geral ou local com sedação.

Atualmente existe grande preocupação entre a maioria dos cirurgiões de não deixar a pele esticada demais, como acontecia antigamente e dava aquele aspecto artificial.

A paciente recém-operada não terá muitas restrições a não ser pelo inchaço inicial e áreas roxas, o que limitará a exposição social por alguns dias. Evitar o sol também é recomendado nos primeiros meses, como na maior parte das cirurgias estéticas.

Nariz

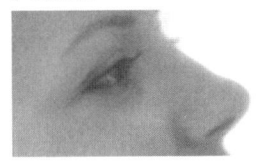

Rinoplastia é o nome da cirurgia plástica realizada no nariz. É feita por meio de incisões internas inaparentes e, em alguns casos, associadas a uma pequena incisão na região chamada de columela, que corresponde à porção central, entre as narinas. Permite a correção de deformidades ou desproporções do dorso, da ponta e desvios inclusive de septo, que podem ser reparados no mesmo tempo cirúrgico. Nos casos de narinas muito abertas, pode-se ainda incluir uma ressecção das asas nasais, deixando uma pequena e praticamente imperceptível cicatriz nas bordas laterais. As anestesias usadas são a geral ou local com sedação.

No pós-operatório, geralmente a paciente fica com tampões dentro do nariz por 24 a 72 horas ou mais, em determinados casos. Um gesso ou similar também é posicionado externamente e permanece por 7 a 10 dias.

No início, haverá edema e equimose, podendo até, o que é comum, acometer as pálpebras. A recuperação é gradual, persistindo o edema nasal residual por meses. O inchaço também ocorre internamente, fato responsável pela obstrução nasal (nariz entupido) nas primeiras semanas.

Pálpebras

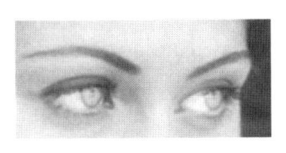

A flacidez de pele das pálpebras e as saliências formadas pelas bolsas de gordura podem dar um aspecto esteticamente desagradável ao conjunto da face. A cirurgia que trata desses problemas é a blefaroplastia. Passível de ser realizada com anestesia local e sedação, tem como resultantes cicatrizes praticamente imperceptíveis. São comuns edema e equimose nos primeiros dias, o que demanda o uso de proteção com óculos escuros. É importante deixar claro que nem a blefaroplastia nem a ritidoplastia melhoram as rugas periorbitárias (os "pés de galinha"), que só são amenizadas com procedimentos auxiliares, como a toxina botulínica, *peelings* e preenchimentos.

Orelhas

As "orelhas de abano" são objeto de desagrado já na infância e podem ser corrigidas pela otoplastia a partir dos 5 anos de idade. Às vezes operamos pacientes adultos que, por qualquer motivo, não foram tratados previamente. A cirurgia pode ser feita com anestesia local e sedação ou geral, deixando a cicatriz escondida atrás da orelha e necessitando, como cuidado, o uso de faixa do tipo das bailarinas ou jogadores de tênis nas primeiras semanas.

Lipoaspiração

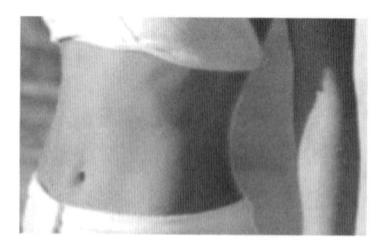

A lipoaspiração está entre as três cirurgias plásticas mais realizadas no Brasil. Tradicionalmente pode ser feita sob anestesia geral, peridural ou local. Deixa pequenas cicatrizes que o cirurgião procura dissimular em pregas naturais. Vale lembrar que não é indicada para pacientes obesas ou fora do peso, pois não tem o objetivo de emagrecer, mas retirar gordura localizada.

A lipoaspiração pode ser associada à injeção de gordura em outros locais, o que é conhecido como lipoescultura. Pode ser realizada em várias regiões do corpo, sempre respeitando os limites da quantidade a ser aspirada.

Novas técnicas estão sendo empregadas para a melhoria do procedimento. Uma das mais conhecidas atualmente é a laserlipólise, que associa o uso da tecnologia do laser para ampliar o resultado da lipoaspiração. Pode ser realizada no consultório sob anestesia local, preferencialmente em pequenas áreas do corpo. Devido à especificidade do *laser*, o tempo de recuperação é menor e a dor no pós-operatório é facilmente controlada com analgésicos simples.

O objetivo da cirurgia plástica é tratar doenças e malformações importantes além de proporcionar o bem-estar do indivíduo por meio do aprimoramento de sua forma e elevação da autoestima.

Elaborado por:
Edric Brianezi (Cirurgião Plástico)

Os Cuidados com a Pele durante a Gravidez

- A grávida tem mais manchas na pele?
- Que produtos a grávida pode usar?
- Como prevenir estrias?

A gravidez é um período mágico em que, normalmente, a mulher sente-se bastante feliz, embora fragilizada, e com certo "medo" daquilo que está por vir.

Nesse período é preciso que ela tenha uma vida bastante equilibrada, incluindo atividades voltadas ao lazer, à parte física, ao trabalho, ao descanso etc.

Com relação à pele, um dos problemas enfrentados pelas grávidas está ligado às coceiras e alergias, que causam bastante incômodo. Existem até algumas doenças específicas desse período, como é o caso da *Herpes gestaciones*, caracterizado por vesículas e bolhas muito pruriginosas.

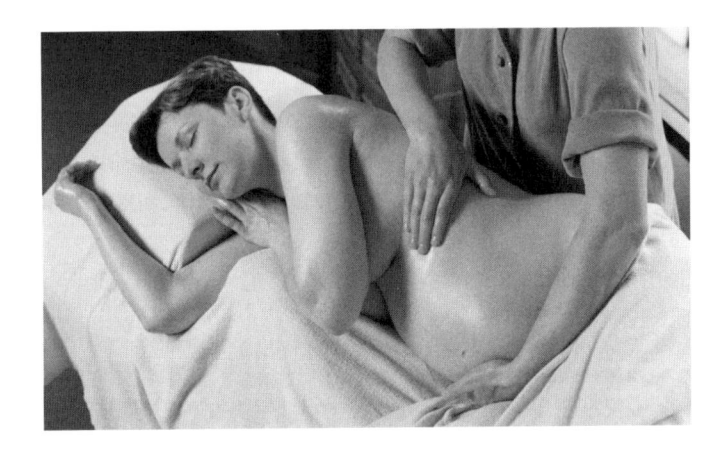

Um outro aspecto está relacionado à parte estética. As grávidas apresentam maior suscetibilidade às manchas, pois a pele fica mais sensível à radiação ultravioleta e há, durante a gestação, um aumento na taxa circulante do hormônio MSH, capaz de estimular a melanogênege (formação do pigmento castanho). Além disso, existe também a predisposição ao aparecimento de estrias, principalmente no abdome e nos seios. No final da gravidez, podem surgir problemas de varizes e vasinhos na superfície da pele, sendo mais comum em mulheres que já tenham tendência genética.

Vale destacar que, de maneira geral, mesmo que a mulher não desenvolva uma doença específica de pele durante a gravidez, ela fica muito mais sensível, com muito mais coceira e mais intolerante ao calor, bem como a determinados tipos de roupas.

Cuidados que devem ser observados

Antes de comentar sobre os tipos de tratamentos indicados para a grávida, vale lembrar que, nesse período, a mulher não pode usar qualquer tipo de produto e alguns devem ser evitados, como aqueles que contêm ácidos, principalmente o ácido retinoico, muito usado para combater o envelhecimento. O ácido salicílico, muito usado em produtos contra a acne (como sabonetes) e também presente em alguns xampus anticaspa, também deve ser evitado.

Esse cuidado é importante porque há uma possibilidade, ainda que remota, de que eles possam causar problemas ao feto, através da absorção da pele, para a circulação sanguínea da gestante. Além disso, devem-se evitar produtos como hidroquinona e antibióticos. Enfim, medicamentos e produtos no geral, mesmo que sejam de uso tópico, devem ser evitados sem antes consultar um médico.

Um aspecto que deve ser observado é que, durante a gravidez, a mulher deve redobrar os cuidados em relação ao sol. É importante que a gestante use diariamente filtro solar com fator de proteção alto para se proteger tanto dos raios UVA, quanto dos UVB, evitando o aparecimento de manchas. Os cuidados com a proteção devem incluir atitudes como procurar a sombra, usar chapéus ou viseiras de aba larga e sombrinhas.

Outro cuidado importante refere-se à hidratação. A grávida deve usar um bom hidratante que, na medida do possível, garanta maior elasticidade à pele, à medida que ela vai distendendo com o crescimento da barriga.

O hidratante de boa qualidade deve ser usado principalmente nas áreas em que há maior estiramento da pele, como a barriga, região dos quadris e a área dos seios.

É aconselhável que o creme hidratante seja potente, podendo conter alantoína, vitaminas e derivados (como o dexpantenol), ceramidas e ácido hialurônico, que são substâncias benéficas e que não causam problemas ao feto. Esse creme deve ser usado, pelo menos, duas vezes ao dia, principalmente na região do abdome e dos seios, sendo muito importante a aplicação logo após o banho. Os hidratantes contendo ureia devem ser evitados, uma vez que essa substância em concentrações maiores do que 3% é considerada proibida pela ANVISA para o uso em gestantes.

Os seios, do mesmo modo que a barriga, tendem ao crescimento durante a gestação. Então, principalmente na primeira fase da gravidez, é importante massageá-los constantemente para que a elasticidade se mantenha. Além disso, a gestante deve evitar roupas apertadas, tecidos sintéticos e tudo o que possa trazer problemas à pele.

Outro detalhe que merece atenção relaciona-se aos mamilos. Ao contrário do resto do seio, essa região não deve ser hidratada, pois não pode ficar muito fina e sensível.

Desde o início da gravidez, já prevendo a amamentação, aconselha-se que a grávida passe uma escova de dente ou uma buchinha nos mamilos, sempre na hora do banho, para que a pele vá engrossando. Isso porque quando a criança sugar o leite, essa região vai ficar úmida e precisa estar mais resistente e grossa para não causar problemas.

Ainda relacionado aos seios, é muito importante que a mulher use sutiãs confortáveis, com boa sustentação, mas que não apertem muito e não incomodem a pele. Frente a qualquer sinal de irritação da pele, a grávida deve procurar orientação médica, evitando a automedicação.

Manchas: um problema comum

Devido às alterações hormonais que ocorrem durante a gravidez, é comum que a mulher apresente manchas escuras na pele. Nesse período a grávida fica mais predisposta ao "melasma", ou *cloasma gravídico*, daí a necessidade de ela usar diariamente o filtro solar.

As grávidas não devem ficar muito tempo no sol, visando inibir o aparecimento dessas manchas, porque, de maneira geral, a pele do corpo todo tende a manchar com mais facilidade.

Cabe esclarecer que há uma linha escura, perfeitamente normal, que surge no centro da barriga da gestante, chamada linha nigra, que tende a desaparecer algumas semanas após o nascimento do bebê.

O sol não está proibido, desde que ele seja tomado em pequenas quantidades e sempre com a utilização do filtro solar. O filtro deve ser reaplicado ao longo do dia, pois perde gradativamente sua função após 2 horas da aplicação. Os banhos de sol devem ocorrer nas primeiras horas da manhã, no máximo até às 10 horas, porque a partir desse horário aumentam os riscos de câncer de pele, além de problemas de avermelhamento e queimaduras com maior intensidade.

Alimentação *versus* pele da grávida

Em se tratando de alimentação das gestantes, as palavras de ordem são: equilíbrio e bom senso. A grávida deve comer frutas e verduras de todos os tipos e preocupar-se em ter uma alimentação balanceada, com um pouco de proteína, gordura, vitaminas e muito leite. Para a proteção da pele, propriamente dita, é

Beleza levada a sério

importante que a dieta das grávidas contenha cenoura, tomate, laranja e alimentos que contenham *caroteno*.

Mas nada de exageros! O aumento exagerado de peso será prejudicial à mulher e só trará complicações na hora do parto. Geralmente esse controle da alimentação é acompanhado à risca pelo obstetra nas consultas do pré-natal, importantíssimo.

Elaborado por:
Tatiana Jerez Jaime